CHINESE CONVERSATION in MATERNITY HOSPITALS

중국어 기초부터 진료실에서 바로 사용할 수 있는 **회화까지!**

妇产科诊疗室的 **汉语会话**

산부인과 진료실의 중국어 회화

최소영 지음

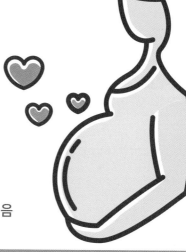

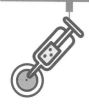
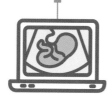
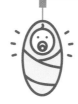
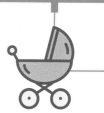

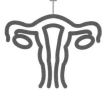
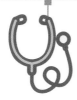
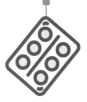

군자출판사

산부인과 진료실의
중국어 회화

첫째판 1쇄 인쇄 | 2023년 5월 30일
첫째판 1쇄 발행 | 2023년 6월 16일

지 은 이   최소영
발 행 인   장주연
출 판 기 획   최준호
책 임 편 집   이다영
표지디자인   김재욱
편집디자인   강미란
발 행 처   군자출판사(주)
　　　　　등록 제4-139호(1991. 6. 24)
　　　　　본사(10881) 파주출판단지 경기도 파주시 회동길 338(서패동 474-1)
　　　　　전화(031) 943-1888 팩스(031) 955-9545
　　　　　홈페이지 | www.koonja.co.kr

ISBN 979-11-7068-019-2

정가 30,000원

책을 읽기 전에 본 책은?

① 중국어 의학용어는 『妇产科学 第9版(부산과학 제9판), 人民卫生出版社(인민위생출판사)』를 기준으로 하였습니다.

② 한국어 의학용어는 『산과학 제5판, 군자출판사』와 『부인과학 제5판, 군자출판사』를 기준으로 하였습니다.

③ 중국어는 『标准汉语会话360句(표준한어회화360구), 北京语言大学出版社(북경어언대학출판사)』 기준으로 하였습니다.

④ 중국어 단어의 뜻은 『네이버 중국어사전(고려대 중한사전, 에듀월드 중중한사전, 교학사 현대중한사전, 흑룡강 중한사전)』을 기준으로 하였습니다.

⑤ 중국어는 띄어쓰기를 잘 하지 않습니다. 중국어를 처음 접하는 분들의 편의를 위하여 『标准汉语会话360句』을 참조하여 띄어쓰기를 하였습니다.

⑥ 본 책의 내용은 블로그 <blog.naver.com/roadstorome>에서 보실 수 있습니다.

⑦ 오자나 수정될 부분이 발견될 시 아래 메일주소로 연락주시면 개정판에 적극 반영하겠습니다. koonja77@koonja.co.kr

산부인과 전문의 최소영 선생이 쓴 이 책은 중국어로 산부인과 진료를 하는데 필요한 대화를 모아 놓은 것입니다. 그동안 성형외과나 피부과 등의 분야에서는 영어, 중국어 회화 교재가 몇 권 발간되었습니다. 외국인들의 한국 의료에 대한 관심이 커지고, 성형외과 등의 의료관광 사업이 활성화되었기 때문일 것입니다.

그러나 산부인과 분야에서 진료를 위한 중국어 회화책은 국내에서 찾아보기 어려웠습니다. 이런 점에서 최소영 선생의 〈산부인과 진료실의 중국어 회화〉 출간은 반가운 소식입니다. 더구나 중국어를 전공하지 않은 산부인과 전문의가 중국 현지에서 생활하면서 중국어를 배워 저술까지 했다는 점은 칭찬할만 합니다.

이 책은 산부인과 진료 과정에서 발생하는 다양한 상황을 설정해 중국어로 말할 수 있도록 하는 데 주안점을 두고 있습니다. 진료하다 중화권의 산모나 부인과 환자가 내원했을 때 당황해 본 적이 있는 우리 의료진들에게 작게나마 도움이 될 것 같습니다.

아울러 중국에서 가르치는 산부인과 분야의 의학 용어도 잘 정리해 수록했습니다. 때문에 진료 과정에서뿐 아니라 혹시 산부인과 의학 분야에서 중국 전문가들과 교류 협력을 하려는 사람들에게도 유익한 서적이 될 것이라고 생각합니다.

우리나라와 중국은 30여 년 전인 지난 1992년에 수교를 하였습니다. 이후 모든 분야에서 양국간 인적, 물적 교류는 급격히 늘어났습니다. 최근 코로나19 펜데믹을 거치면서 한중 관계가 크게 위축됐지만, 중국은 경제적으로도 지리적으로도 가까운 나라이기 때문에 교류는 다시 늘어날 것입니다. 의료 분야에서도 중국어 회화 교재를 찾는 사람들이 늘어날 것이라고 예상합니다.

　최소영 선생이 중국에서 이 책을 쓴 시기는 중국 당국이 코로나19 방역을 명분으로 사람들의 이동을 엄격히 통제하던 시기였습니다. 현지 생활의 어려움 속에서도 산부인과 전문의로서 중국어 공부에 정진하여 귀중한 책을 지은 최소영 선생에게 박수를 보내며 산부인과 진료실의 동료들에게 이 책을 추천합니다.

2023년 5월
가톨릭대학교 의과대학 산부인과 교실
주임 교수 허수영

바쁘게 정신없이 살고 있었는데 어쩌다 보니 북경에 도착해 있었습니다. 남편의 중국 발령 덕분에 저는 3년 반 동안 중국 북경에서 생활하게 되었습니다. 중국의 경제는 급성장하였고, 북경은 국제적인 도시가 되었습니다. 북경은 매력이 넘치는 도시였습니다. 과거의 추억을 간직한 역사적인 문화재와 유적지가 곳곳에 있었으며, 경제 발전과 더불어 새로 지어진 건물들은 도시를 화려하게 만들었습니다.

알고 있는 외국어는 영어뿐이었는데, 한꺼번에 밀려오는 중국어는 저를 어리둥절하게 만들었습니다. 북경에서 잘 적응하기 위해서는 중국어를 배워야 했습니다.

중국어를 배우는 과정은 중국을 이해하고 알아가는 과정이었습니다. 중국 경제의 전환점이 된 등소평의 개혁개방을 중국어 선생님께서 설명해 주셨습니다. HSK 공부를 하면서 읽는 중국 관련 문장들은 작은 마을들을 찾아간 듯했습니다. 어학당에서 만난 친구들과의 맛집 투어는 또 하나의 중국 배우기였습니다.

그러나 코로나 유행으로 시작된 통제되는 일상은 북경의 생활을 우울하게 만들었습니다. 3년 4개월 중 2년 6개월을 코로나 유행과 같이 보냈습니다. 중국어 공부는 우울해진 북경 생활을 견디게 해준 동력이었습니다.

중국어에 조금 자신감이 생기던 중 직업적 호기심으로 중국의 산부인과학 교과서를 구입하였습니다. 한국어의 단어가 한자에서 시작된 것이 많고, 의학용어 또한 한자가 많습니다. 그래서 두 나라의 산부인과 의학용어는 많이 비슷합니다. 자궁, 난소, 골반, 태아 등

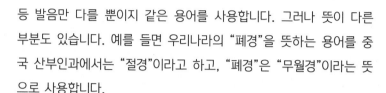

등 발음만 다를 뿐이지 같은 용어를 사용합니다. 그러나 뜻이 다른 부분도 있습니다. 예를 들면 우리나라의 "폐경"을 뜻하는 용어를 중국 산부인과에서는 "절경"이라고 하고, "폐경"은 "무월경"이라는 뜻으로 사용합니다.

중국어를 잘하지는 못하지만, 중국의 산부인과 의학용어를 우리나라의 산부인과 의사 선배, 동료, 후배들에게 간단하게나마 소개하고 싶어서 회화 형식을 빌려 〈산부인과 진료실의 중국어 회화〉를 쓰게 되었습니다. 코로나19로 중국과의 교류가 감소하였지만, 이 시기가 지나면 교류가 다시 활발해지고 산부인과 진료실에서도 중국어 회화가 많이 필요하게 될 것입니다. 산부인과 선생님들이 진료를 하다가 가끔 중국어가 필요할 때 이 책이 생각난다면 크게 기쁘겠습니다.

이 책을 쓰면서 30여 차례 중국어 교정을 보아주셨던 杨霞(Yángxiá, 양하) 선생님께 감사드립니다. 무엇보다 중국어로 녹음까지 해주셔서 정말로 감사드립니다. 한국어 번역 부분의 교정을 보아주신 최문영 국어 선생님께 감사드립니다. 사랑하는 부모님 최형섭, 박정자 두 분께 감사드립니다. 일 년 넘게 책을 쓰는 동안 곁에서 지지해준 사랑하는 가족에게 감사드립니다. 이 책을 출판해 주시고 정성껏 편집해주신 군자출판사에도 감사드립니다.

2023년 5월
저자 최소영

저자

최소영

중앙대학교 의과대학 학사

가톨릭대학교 의과대학 산부인과 석사

가톨릭중앙의료원 인턴

가톨릭중앙의료원 산부인과 레지던트

2019년 북경경제관리직업대학 어학당 중국어교육과정 수료

2019년~2021년 HSK4급, HSK5급, HSK6급 통과

2022년 HSKK 중급 통과

한국어 감수

최문영

서울대학교 사범대학 국어교육과 학사

전) 경기여자고등학교 국어 교사

杨霞(Yángxiá)

从事对外汉语教学工作十多年，曾就职于北京经济管理职业学院(Beijing Institute of Economic & Management)、中央财经大学(Central University Of Finance And Economics)，现筹备成立个人汉语工作室中，并于现代、三星等多家在北京企业担任汉语培训教师，同时线上开展多期汉语课程，为远在欧洲、东南亚等地的学员教授汉语。

我与素暎相识于BIEM，她在打算出书之时联系到我，我非常感动、佩服，能为其尽一份绵薄之力、倍感荣幸。在成书的整个过程素暎一遍一遍不辞辛苦地修改，字斟句酌地推敲，实属不易，祝愿她的付出终有所得！

양하

10년 이상 중국어를 가르쳤으며, 북경경제관리직업대학과 중앙재정경제대학에서 중국어 교육 교사로 재직하였습니다. 현재는 사무실을 독립하여, 삼성, 현대 등 북경기업의 직원을 대상으로 중국어를 가르치고 있습니다. 동시에 온라인 상에서 유럽, 동남아 등의 지역학생에게 중국어 수업을 하고 있습니다.

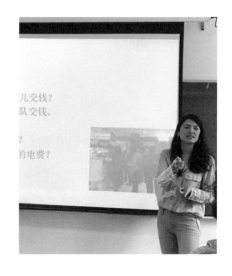

저는 BIEM(북경경제관리직업대학)에서 Suying(소영)을 만났고, 그녀가 책 출판을 계획하고 있을 때 저에게 연락했습니다. 책을 쓰는 전체 과정에서 Suying(소영)은 모든 단어를 신중하게 고려하면서 몇 번이고 열심히 수정했습니다. 정말 쉽지 않았습니다. 그녀의 노력이 성과를 거두기를 바랍니다!

차례

妇产科诊疗室的汉语会话
Fùchǎnkē zhěnliáoshì de hànyǔ huìhuà
산부인과 진료실의 중국어 회화

 生词

1. 妇产科 [fùchǎnkē] 명사 산부인과
2. 诊疗室 [zhěnliáoshì] 명사 진료실(=诊室[zhěnshì])
3. 汉语 [hànyǔ] 명사 한어, 중국어
4. 会话 [huìhuà] 명사 회화

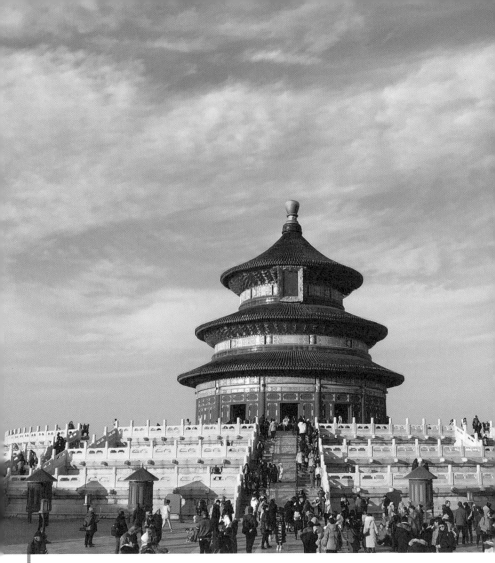

天坛公园 Tiāntán gōngyuán 천단공원

【会话1】 你 哪里 不 舒服?
Nǐ nǎli bù shūfu?
어디가 불편하십니까?

【会话2】 我 一 个 多 月 没 来 月经 了。
Wǒ yí gè duō yuè méi lái yuèjīng le.
제가 한 달 넘게 월경이 안 나와요.

【会话3】 你 打算 要 孩子 吗?
Nǐ dǎsuàn yào háizi ma?
자녀 계획이 있습니까?

【会话4】 最近 没有 食欲。
Zuìjìn méiyǒu shíyù.
최근에 식욕이 없어요.

【会话5】 结果 是 阴性。
Jiéguǒ shì yīnxìng.
결과는 음성이에요.

【会话6】 在 诊疗室 外 稍等 一下。
Zài zhěnliáoshì wài shāoděng yíxià.
진료실 밖에서 잠시 기다리세요.

【会话7】 到 医生 那儿 看 一下 结果。
Dào yīshēng nàr kàn yíxià jiéguǒ.
의사선생님한테 가서 결과를 보겠습니다.

【会话8】 你 怀孕 了。
Nǐ huáiyùn le.
임신 되었습니다.

【会话9】 大部分 都 可以 报销。
Dàbùfen dōu kěyǐ bàoxiāo.
대부분은 보험 적용이 됩니다.

【会话10】 末次 月经 哪天 开始 的?
Mòcì yuèjīng nǎtiān kāishǐ de?
마지막 월경은 며칠에 시작하였습니까?

어디가 불편하십니까?

你 哪里 不 舒服?
Nǐ nǎli bù shūfu?

丽丽: 您 好。
Lìli: Nín hǎo.

医生: 你 好, 请 坐。
Yīshēng: Nǐ hǎo, qǐng zuò.

丽丽: 谢谢。
Lìli: Xièxie.

医生: 你 哪里 不 舒服?
Yīshēng: Nǐ nǎli bù shūfu?

리리: 안녕하세요.

의사: 안녕하세요. 앉으세요.

리리: 감사합니다.

의사: 어디가 불편하십니까?

1. 你 [nǐ] 대명사 너

2. 您 [nín] 대명사 당신, 귀하(높임말)

3. 哪里 [nǎli] 대명사 어디, 어느 곳

4. 不 舒服 [bù shūfu] 형용사 불편하다.

5. 你 好 [nǐ hǎo] 안녕하세요.

6. 医生 [yīshēng] 명사 의사

7. 请 坐 [qǐng zuò] 앉으세요(높임말).

8. 谢谢 [xièxie] 동사 감사합니다.

9. 丽丽 [Lìlì] 사람이름 리리

중국어에서 "안녕하세요"는 "你 好"라고 합니다. "你"를 변화시켜 다양한 인사 표현을 할 수 있습니다.

你 好。
Nǐ hǎo.
안녕하세요.

老师 好。
Lǎoshī hǎo.
선생님 안녕하세요.

大家 好。
Dàjiā hǎo.
여러분 안녕하세요.

早上 好。
Zǎoshang hǎo.
(아침에) 안녕하세요.

晚上 好。
Wǎnshang hǎo.
(저녁에) 안녕하세요.

ⓘ 중국어에서는 띄어쓰기를 잘 하지 않습니다. 중국어를 처음 접하는 분들의 편의를 위하여 "标准汉语会话360句" 책을 참조하여 띄어쓰기를 하였습니다.

会话01

제가 한 달 넘게 월경이 안 나와요.

我 一 个 多 月 没 来 月 经 了。
Wǒ yí gè duō yuè méi lái yuèjīng le.

丽丽: 我 一 个 多 月 没 来 月 经 了。
Lìli: Wǒ yí gè duō yuè méi lái yuèjīng le.

医生: 多 长 时间 没 来?
Yīshēng: Duō cháng shíjiān méi lái?

丽丽: 一 个 半 月。
Lìli: Yí gè bàn yuè.

医生: 你 结婚 了 吗?
Yīshēng: Nǐ jiéhūn le ma?

● 리리: 제가 한 달 넘게 월경이 안 나와요.

● 의사: 얼마 동안 안 나옵니까?

● 리리: 한 달 반이요.

● 의사: 결혼하셨습니까?

生词

1. 我 [wǒ] 대명사 나, 저

2. 一个多月 [yí gè duō yuè] 한 달 넘게

3. 没(有) [méiyǒu] 동사 없다.

4. 来 [lái] 동사 오다.

5. 月经 [yuèjīng] 명사 월경, 생리

6. 多长时间 [duō cháng shíjiān] 얼마 동안

7. 一个半月 [yí gè bàn yuè] 한 달 반

8. 结婚 [jiéhūn] 동사 결혼하다.

注释

"一 个 月"은 "한 달 동안"이라는 뜻입니다. "一 个 多 月", "一 个 半 月"은 한 달이 넘는 기간을 어림잡아 표현합니다.

这 是 一 个 月 的 工资。
Zhè shì yí gè yuè de gōngzī.
이것이 한 달치 월급입니다.

我 病 了 一 个 多 月。
Wǒ bìng le yí gè duō yuè.
나는 한 달 넘게 병이 났었습니다.

我 在 北京 一 个 半 月。
Wǒ zài běijīng yí gè bàn yuè.
나는 한 달 반 동안 북경에 있습니다.

休息 一 个 月 左右 吧。
Xiūxi yí gè yuè zuǒyòu ba.
한 달 정도 쉬세요.

会话02

자녀 계획이 있습니까?

你 打算 要 孩子 马?
Nǐ dǎsuàn yào háizi ma?

 丽丽: 我 结婚 一 年 了。
Lìli: Wǒ jiéhūn yì nián le.

 医生: 平时 月经 周期 规律 吗?
Yīshēng: Píngshí yuèjīng zhōuqī guīlǜ ma?

 丽丽: 很 规律。
Lìli: Hěn guīlǜ.

 医生: 好 的。你 打算 要 孩子 吗?
Yīshēng: Hǎo de. Nǐ dǎsuàn yào háizi ma?

리리: 결혼한지 일 년 되었어요.

의사: 평소 월경주기는 규칙적인가요?

리리: 아주 규칙적이에요.

의사: 네, 자녀 계획은 있습니까?

生词

1. 打算 [dǎsuàn] 동사 ~하려고 하다. ~할 계획 중이다.

2. 要 [yào] 동사 필요하다. 원하다.

3. 孩子 [háizi] 명사 자녀

4. 一年 [yì nián] 일 년

5. 平时 [píngshí] 명사 평소

6. 月经周期 [yuèjīng zhōuqī] 월경주기

7. 很 [hěn] 부사 매우

8. 规律 [guīlǜ] 명사, 형용사 규칙(적이다)

9. 好的 [hǎo de] 네. 좋아.

注释

중국어 인칭대명사

인칭	단수			복수		
1인칭	我 Wǒ 나			我们 Wǒmen 우리들		
2인칭	你 Nǐ 너	您 Nín (존칭어)		你们 Nǐmen 너희들		
3인칭	他 Tā 그	她 Tā 그녀	它 Tā 그것	他们 Tāmen 그들	她们 Tāmen 그녀들	它们 Tāmen 그것들

会话03

최근에 식욕이 없어요.

最近 没有 食欲。

Zuìjìn méiyǒu shíyù.

 丽丽: 我 打算 要 孩子。
Lìli: Wǒ dǎsuàn yào háizi.

 医生: 好 的。
Yīshēng: Hǎo de.

 丽丽: 最近 没有 食欲, 还 恶心 和 乏力。
Lìli: Zuìjìn méiyǒu shíyù, hái ěxīn hé fálì.

 医生: 你 自己 用 孕试纸 检查 了 吗?
Yīshēng: Nǐ zìjǐ yòng yùnshìzhǐ jiǎnchá le ma?

 리리: 자녀 계획이 있어요.

 의사: 네.

 리리: 최근 식욕이 없어요, 그리고 속도 안 좋고 기운도 없어요.

의사: 임신시험지로 검사를 해 보셨습니까?

1. 最近 [zuìjìn] 명사 최근

2. 食欲 [shíyù] 명사 식욕

3. 还 [hái] 부사 더욱, 그리고

4. 恶心 [ěxīn] 명사, 동사 오심(이 일어나다)

5. 和 [hé] 접속사 ~와, 그리고

6. 乏力 [fálì] 형용사 (육체, 정신력이)쇠퇴해 있다. 기력이 없다.

7. 自己 [zìjǐ] 부사, 대명사 스스로, 자기

8. 用 [yòng] 동사 사용하다. 이용하다.

9. 孕试纸 [yùnshìzhǐ] 임신시험지(임신진단키트)

10. 检查 [jiǎnchá] 동사, 명사 검사(하다)

의문사 "吗?"는 문장 끝에 놓여 의문을 나타냅니다.

你 吃 饭 了 吗?
Nǐ chī fàn le ma?
너 밥 먹었니?

你 结婚 了 吗?
Nǐ jiéhūn le ma?
너 결혼했니?

会话04

최근에 식욕이 없어요. _ 11

결과는 음성이에요.

结果 是 阴性。
Jiéguǒ shì yīnxìng.

 丽丽: 前天 做 了。
Lìli: Qiántiān zuò le.

 医生: 结果 怎么样?
Yīshēng: Jiéguǒ zěnmeyàng?

 丽丽: 结果 是 阴性。
Lìli: Jiéguǒ shì yīnxìng.

 医生: 我 觉得 你 好像 有 早孕 反应。
Yīshēng: Wǒ juéde nǐ hǎoxiàng yǒu zǎoyùn fǎnyìng.

리리: 그저께 했어요.

의사: 결과는 어떤가요?

리리: 결과는 음성이에요.

의사: 제 생각에는 입덧이 있는 것 같습니다.

1. 结果 [jiéguǒ] 동사 열매가(열매를) 맺다. 명사 결과

2. 是 [shì] 동사 ~이다(존재를 나타냄).

3. 阴性 [yīnxìng] 명사 음성(negative)

4. 前天 [qiántiān] 명사 그저께

5. 做 [zuò] 동사 하다. 제조하다. 만들다.

6. 怎么样 [zěnmeyàng] 어떻다(how about)

7. 觉得 [juéde] 동사 ~라고 생각하다.

8. 好像 [hǎoxiàng] 동사 마치 ~과 같다. 비슷하다.

9. 早孕 反应 [zǎoyùn fǎnying] 입덧(morning sickness)

중국어와 한국어의 제일 큰 다른 점은 서술어와 목적어 순서입니다. 중국어는 한국어와 달리 "주어 + 서술어 + 목적어" 순서로 서술어가 목적어 앞에 놓입니다.

我 + 是 + 学生。 Wǒ shì xuésheng.
(주어 + 서술어 + 목적어)

나는 + 학생 + 입니다
(주어 + 목적어 + 서술어).

我 + 没有 + 食欲。 Wǒ méiyǒu shíyù.
(주어 + 서술어 + 목적어)

나는 + 식욕이 + 없다
(주어 + 목적어 + 서술어).

ⓘ 중국어에서는 한국어 어법의 목적어와 보어를 모두 "宾语(bīnyǔ)" 범위 안에 두고 있습니다. 그래서 "宾语(bīnyǔ)"를 목적어라고 해석하였습니다.

会话05

진료실 밖에서 잠시 기다리세요.

在 诊疗室 外 稍等 一下。
Zài zhěnliáoshì wài shāoděng yíxià.

 医生: 在 这儿 用 孕试纸 再 检查 一下 吧。
Yīshēng: Zài zhèr yòng yùnshìzhǐ zài jiǎnchá yíxià ba.

 丽丽: 好 的。
Lìli: Hǎo de.

 医生: 在 诊疗室 外 稍等 一下。
Yīshēng: Zài zhěnliáoshì wài shāoděng yíxià.

护士 会 带 你 去。
Hùshi huì dài nǐ qù.

의사: 여기서 임신시험지로 다시 검사해 보겠습니다.

리리: 네.

의사: 진료실 밖에서 잠시 기다리십시오.

간호사가 모시고 갈 거예요.

1. 在 [zài] (+ 장소)개사 ~에(서)

2. 诊疗室 [zhěnliáoshi] 명사 진료실(=诊室[zhěnshì])

3. 外 [wài] 명사 밖

4. 稍等 一下 [shāoděng yíxià] 잠시 기다리세요.

5. 这儿 [zhèr] 대명사 여기

6. 再 [zài] 부사 다시

7. 护士 [hùshi] 명사 간호사

8. 带 [dài] 동사 인도하다. 이끌다. 데리다.

9. 去 [qù] 동사 가다.

"在 + 장소"는 "어디에서"라는 장소를 표현할 때 사용합니다. 이때 "在 + 장소"는 서술어 앞에 배치됩니다.

我 在 餐厅 吃 的 饭。
Wǒ zài cāntīng chī de fàn.
나는 레스토랑에서 밥을 먹었다.

在 诊疗室 外 稍等 一下。
Zài zhěnliáoshi wài shāoděng yíxià.
진료실 밖에서 잠시 기다려 주세요.

ⓘ 중국어 문법에서 개사는 한국어의 전치사와 같은 역할을 합니다.

会话06

의사선생님한테 가서 결과를 보겠습니다.

到 医 生 那 儿 看 一 下 结 果。
Dào yīshēng nàr kàn yíxià jiéguǒ.

护士: 这 边 请。
Hùshi: Zhè biān qǐng.

去 卫生间 拿 一点儿 小便。
Qù wèishēngjiān ná yìdiǎnr xiǎobiàn.

(护士 用 孕试纸 进行 了 反应)
(Hùshi yòng yùnshìzhǐ jìnxíng le fǎnyìng)

护士: 到 医生 那儿 看 一下 结果。
Hùshi: Dào yīshēng nàr kàn yíxià jiéguǒ.

丽丽: 结果 怎么样?
Lìli: Jiéguǒ zěnmeyàng?

간호사: 이쪽으로 오세요.
　　　　화장실에 가셔서 소변 조금만 받아오세요.

(간호사가 임신시험지로 반응을 시킴)

간호사: 의사선생님한테 가서 결과를 보겠습니다.

리리: 결과는 어떤가요?

1. 到 [dào] 동사 도착하다. 개사 ~에, ~로, ~까지

2. 看 [kàn] 동사 보다.

3. 这边请 [zhè biān qǐng] 이쪽으로 오세요.

4. 卫生间 [wèishēngjiān] 명사 화장실

5. 拿 [ná] 동사 (손으로)잡다.

6. 小便 [xiǎobiàn] 명사,동사 소변(보다)

7. 进行 [jìnxíng] 동사 진행하다.

8. 反应 [fǎnyìng] 명사,동사 반응(하다)

9. 结果 [jiéguǒ] 동사 열매를 맺다. 명사 결과

注释

"看"와 "看 一下"는 표현의 느낌이 조금 다릅니다. "看"은 "보다"라는 뜻이고 "看 一下"는 "보자" "보세요"의 청유형 뜻이 담겨 있습니다.

我 看 书。
Wǒ kàn shū.
나는 책을 본다.

我们 看 一下 书。
Wǒmen kàn yíxià shū.
우리 책을 보자.

这 是 新书, 看 一下。
Zhè shì xīnshū, kàn yíxià.
이거 새 책이에요, 보세요.

의사선생님한테 가서 결과를 보겠습니다. _ 17

会话 08

임신 되었습니다.

你 怀孕 了。
Nǐ huáiyùn le.

医生: 结果 是 阳性, 你 怀孕 了。恭喜 你。
Yīshēng: Jiéguǒ shì yángxìng, nǐ huáiyùn le. Gōngxǐ nǐ.

丽丽: 真 的 吗? 太 好 了, 非常 感谢。
Lìli: Zhēn de ma? Tài hǎo le, fēicháng gǎnxiè.

医生: 为了 确诊 再 做 一 个 超声 检查(US) 吧。
Yīshēng: Wèile quèzhěn zài zuò yí gè chāoshēng jiǎnchá ba.

丽丽: 好 的。不过 听说 超声 检查费 很 贵。
Lìli: Hǎo de. Búguò tīngshuō chāoshēng jiǎncháfèi hěn guì.

의사: 결과는 양성, 임신 되었습니다. 축하드립니다.

리리: 진짜요? 정말 잘 됐어요. 감사합니다.

의사: 확진을 위해 초음파검사를 해 봅시다.

리리: 네, 그런데 듣기로는 초음파 검사비가 비싸다고 하던데요...

生词

1. **怀孕** [huáiyùn] 동사 임신을 하다(be pregnant).

2. **阳性** [yángxìng] 명사 양성(positive)

3. **恭喜** [gōngxǐ] 동사 축하하다.

4. **真的** [zhēnde] 정말로. 진짜로.

5. **太好了** [tài hǎo le] 너무 좋아요. 잘 됐어요.

6. **非常** [fēicháng] 부사 매우

7. **感谢** [gǎnxiè] 명사,동사 감사(하다)

8. **为了** [wèile] 개사 ~를 위하여

9. **确诊** [quèzhěn] 명사,동사 확진(하다) (diagnose)

10. **一个** [yí gè] 한 개

11. **超声检查** [chāoshēng jiǎnchá] 초음파검사(ultrasound, US)

12. **不过** [búguò] 접속사 그런데, 그러나

13. **听说** [tīngshuō] 동사 듣자니 ~이라 한다.

14. **费** [fèi] 명사 비, 비용

15. **贵** [guì] 형용사 (값이)비싸다.

注释

중국어에서는 형용사가 바로 서술어 역할을 합니다. 형용사가 서술어일 때 형용사 앞에 정도부사(很、非常、真)를 꼭 배치시킵니다. 정도부사는 서술어의 의미를 더욱 강조시키는 역할을 합니다. 형용사 술어문은 "주어 + 정도부사 + 형용사" 순서로 씁니다.

她 很 漂亮。
Tā hěn piàoliang.
그녀는 매우 예쁘다.

这个 菜 真 好吃。
Zhège cài zhēn hàochī.
이 요리는 아주 맛있다.

这个 学生 非常 聪明。
Zhège xuésheng fēicháng cōngming.
이 학생은 매우 총명하다.

会话08

대부분은 보험 적용이 됩니다.

大部分 都 可以 报销。
Dàbùfen dōu kěyǐ bàoxiāo.

医生: 孕妇 的 超声 检查费 大部分 都 可以 报销。
Yīshēng: Yùnfù de chāoshēng jiǎncháfèi dàbùfen dōu kěyǐ bàoxiāo.

丽丽: 是 吗?
Lìli: Shì ma?

医生: 放心 吧。去 做 超声(US) 检查 吧。
Yīshēng: Fàngxīn ba. Qù zuò chāoshēng jiǎnchá ba.

你 看, 这 是 子宫(UT)、卵巢(OV)、胎囊(GS)、卵黄囊 (yolk sac) 和 胎儿(fetus)。
Nǐ kàn, zhè shì zǐgōng, luǎncháo, tāináng, luǎnhuángnáng hé tāi'ér.

의사: 임산부의 초음파 검사비 대부분은 보험 청구가 됩니다.

리리: 정말로요?

의사: 마음 놓으세요. 초음파검사를 하러 갑시다.

보세요, 이것이 자궁, 난소, 태낭, 난황 그리고 태아예요.

1. 大部分 [dàbùfen] 명사, 부사 대부분

2. 都 [dōu] 부사 전부

3. 可以 [kěyǐ] 동사 ~할 수 있다(가능이나 능력을 표시함).

4. 报销 [bàoxiāo] 동사 (사용 경비를)청구하다.

5. 孕妇 [yùnfù] 명사 임부, 임신부

6. 是吗 [shì ma] 그래요?

7. 放心 [fàngxīn] 동사 마음을 놓다. 안심하다.

8. 子宫 [zǐgōng] 명사 자궁(uterus, UT)

9. 卵巢 [luǎncháo] 명사 난소(ovary, OV)

10. 胎囊 [tāináng] 명사 태낭(gestational sac, GS)

11. 卵黄囊 [luǎnhuángnáng] 명사 난황낭(yolk sac)

12. 胎儿 [tāi'ér] 명사 태아(fetus, embryo)

중국어 문장 순서에서 부사구(부사 + 조동사 + 전치사구)는 서술어 앞에 놓입니다. 부사구는 서술어의 의미를 구체적으로 분명하게 합니다.

她 想 在 这 家 饭馆 吃 饭。
Tā xiǎng zài zhè jiā fànguǎn chī fàn.
그녀는 이 음식점에서 식사할 생각이다.

很 多人 都 想 去 旅游。
Hěn duōrén dōu xiǎng qù lǚyóu.
많은 사람들 모두가 여행을 갈 생각이다.

마지막 월경은 며칠에 시작하였습니까?

末次 月经 哪天 开始 的?
Mòcì yuèjīng nǎtiān kāishǐ de?

丽丽: 真 的 是 胎儿 啊, 真 可爱。
Lìli: Zhēnde shì tāi'ér a, zhēn kě'ài.

医生: 末次 月经 哪天 开始 的?
Yīshēng: Mòcì yuèjīng nǎtiān kāishǐ de?

丽丽: 2月20号 开始 的。
Lìli: 2 yuè 20 hào kāishǐ de.

医生: 好, 用 末次 月经 可以 推算 预产期(EDC)。
Yīshēng: Hǎo, yòng mòcì yuèjīng kěyǐ tuīsuàn yùchǎnqī.

리리: 정말 태아네요. 너무 예뻐요.

의사: 마지막 월경은 몇 일에 시작하였습니까?

리리: 2월 20일에 시작했어요.

의사: 네, 마지막 월경을 이용해서 출산예정일을 추산할 수 있습니다.

1. 末次 月经 [mòcì yuèjīng] 마지막 월경, 최종 월경

2. 哪天 [nǎtiān] 어느날

3. 开始 [kāishǐ] 동사 시작하다.

4. 真 [zhēn] 형용사 진실하다. 부사 정말(로)

5. 可爱 [kě'ài] 형용사 귀엽다.

6. 2月20号 [èr yuè èrshí hào] 2월 20일

7. 推算 [tuīsuàn] 동사 추산하다. 계산하다.

8. 预产期 [yùchǎnqī] 명사 출산예정일(expected date of confinement, EDC)

"日期 表达 Rìqī biǎodá" 날짜 표현 1

1. 年(년): 2022年、2017年
   Nián: 2022 nián, 2017 nián

2. 月(월): 一月、二月、三月、四月、五月、六月、
   Yuè: yīyuè, èryuè, sānyuè, sìyuè, wǔyuè, liùyuè,
   七月、八月、九月、十月、十一月、十二月
   qīyuè, bāyuè, jiǔyuè, shíyuè, shíyīyuè, shí'èryuè

3. 日/号(일): 一日/一号、二日/二号... 三十日/三十号、三十一日/三十一号
   Rì/hào: yīrì/yīhào, èrrì/èrhào... sānshírì/sānshíhào, sānshíyīrì/sānshíyīhào

4. 星期/周(요일): 월, 화, 수, 목, 금, 토, 일
   星期一、星期二、星期三、星期四、星期五、星期六、星期日(星期天)
   Xīngqīyī, xīngqīèr, xīngqīsān, xīngqīsì, xīngqīwǔ, xīngqīliù, xīngqīrì(xīngqītiān)
   周一、周二、周三、周四、周五、周六、周日(周天)
   zhōuyī, zhōuèr, zhōusān, zhōusì, zhōuwǔ, zhōuliù, zhōurì(zhōutiān)

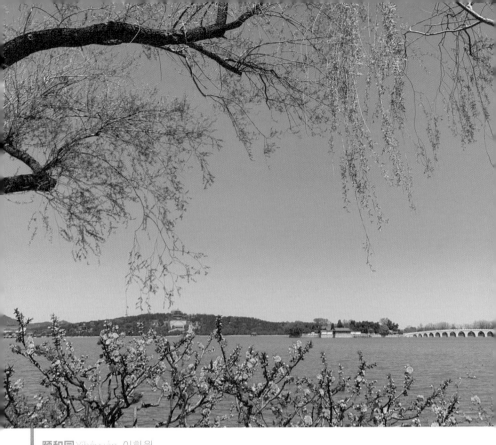

颐和园 Yíhéyuán 이화원

【会话11】 预产期(EDC) 是 11月 27号。
Yùchǎnqī shì 11 yuè 27 hào.
예정일은 11월 27일입니다.

【会话12】 胎儿 头臀 长度(CRL) 是 5 毫米(mm)。
Tāi'ér tóutún chángdù shì 5 háomǐ.
태아길이는 5 mm입니다.

【会话13】 心脏 的 跳动 很 正常。
Xīnzàng de tiàodòng hěn zhèngcháng.
심장박동은 정상입니다.

【会话14】 胎儿 健康 吗?
Tāi'ér jiànkāng ma?
태아는 건강한가요?

【会话15】 呕吐 越 来 越 厉害。
Ǒutù yuè lái yuè lìhai.
구토가 점점 심해져요.

【会话16】 需要 服用 叶酸。
Xūyào fúyòng yèsuān.
엽산을 복용해야 합니다.

【会话17】 你 在 服用 吗?
Nǐ zài fúyòng ma?
복용 중입니까?

【会话18】 早孕 反应 一般 影响 不 大。
Zǎoyùn fǎnyìng yìbān yǐngxiǎng bú dà.
보통 입덧의 영향은 크지 않습니다.

【会话19】 会 有 少量 出血。
Huì yǒu shǎoliàng chūxiě.
소량의 출혈이 보일 수 있습니다.

【会话20】 适当 的 活动 和 工作 对 妊娠 有 好处。
Shìdàng de huódòng hé gōngzuò duì rènshēn yǒu hǎochù.
적당한 활동과 일은 임신에 유익합니다.

예정일은 11월 27일입니다.

预产期(EDC) 是 11 月 27号。
Yùchǎnqī shì 11 yuè 27 hào.

医生: 方法 特别 简单。
Yīshēng: Fāngfǎ tèbié jiǎndān.

按照 末次 月经 的 第一 天 来 进行 计算。
Ànzhào mòcì yuèjīng de dìyī tiān lái jìnxíng jìsuàn.

月份 减去 3 或者 加上 9, 日期 加上 7 就 是 预产期 (EDC)。
Yuèfèn jiǎnqu 3 huòzhě jiāshang 9, rìqī jiāshang 7 jiù shì yùchǎnqī.

你 的 末次 月经 是 2月 20号 开始 的, 所以 预产期 (EDC) 是 11月 27号。
Nǐ de mòcì yuèjīng shì 2 yuè 20 hào kāishǐ de, suǒyǐ yùchǎnqī shì 11 yuè 27 hào.

의사: 방법은 아주 간단합니다.

마지막 월경의 첫째날을 갖고 계산합니다.

월에서 3을 빼거나 9를 더하고, 날짜에서 7을 더한 것이 예정일입니다.

최종 월경 시작일이 2월 20일이니, 예정일은 11월 27일입니다.

1. **方法** [fāngfǎ] 명사 방법

2. **特别** [tèbié] 형용사 특별하다. 부사 특히, 특별히

3. **简单** [jiǎndān] 형용사 간단하다.

4. **按照** [ànzhào] 개사 ~에 비추어, ~에 따라

5. **计算** [jìsuàn] 명사.동사 계산(하다)

6. **月份** [yuèfèn] 명사 월분

7. **减去** [jiǎnqu] 동사 빼다.

8. **或者** [huòzhě] 접속사 ~(이)거나, ~든지, 혹은, 또는

9. **加上** [jiāshang] 동사 더하다.

10. **日期** [rìqī] 명사 (특정한)날짜, 기간, 일자

11. **所以** [suǒyǐ] 접속사 그래서

注释

"**日期表达** Rìqī biǎodá" 날짜 표현2

중국어에서 날짜를 읽을 때는 년, 월, 일, 요일 순서로 읽습니다.

A: 今天 几月 几号?
Jīntiān jǐ yuè jǐ hào?
오늘 며칠인가요?

B: 今天 2022年 5月 30号 星期一。
Jīntiān 2022 nián 5 yuè 30 hào xīngqīyī.
오늘은 2022년 5월 30일 월요일입니다.

会话**11**

태아길이는 5 mm입니다.

胎儿 头臀 长度(CRL) 是 5 毫米(mm)。
Tāi'ér tóutún chángdù shì 5 háomǐ.

医生: 另外, 用 超声(US) 检查 也 可以 推算 预产期(EDC)。
Yīshēng: Lìngwài, yòng chāoshēng jiǎnchá yě kěyǐ tuīsuàn
　　　　yùchǎnqī.

你 看, 胎儿 头臀 长度(CRL) 是 5 毫米(mm)。
Nǐ kàn, tāi'ér tóutún chángdù shì 5 háomǐ.

这个 标志着 胎儿 的 年龄 是 6周3天。
Zhège biāozhizhe tāi'ér de niánlíng shì 6 zhōu 3 tiān.

所以 预产期(EDC) 是 11月 27号。
Suǒyǐ yùchǎnqī shì 11 yuè 27 hào.

의사: 그 외에, 초음파검사를 이용해서 예정일을 추정할 수도 있어요.

보세요, 태아의 길이(머리부터 엉덩이까지)는 5 mm입니다.

이것은 태아의 연령이 6주 3일이라는 것을 표시합니다

그러면 예정일은 11월 27일입니다.

1. 胎儿 头臀 长度 [tāi'ér tóutún chángdù] 태아길이(머리부터 엉덩이까지) (crown-rump length, CRL)

2. 长度 [chángdù] 명사 길이, 장도

3. 毫米 [háomǐ] 양사 밀리미터(millimeter, mm)

4. 另外 [lìngwài] 부사 그 밖에, 달리

5. 推算 [tuīsuàn] 동사 추산하다. 계산하다.

6. 预产期 [yùchǎnqī] 명사 출산예정일(expected date of confinement, EDC)

7. 标志 [biāozhì] 명사, 동사 표지 (하다)

8. 年龄 [niánlíng] 명사 연령, 나이

 注释

중국어 단위표현 알아보겠습니다.

길이	무게	부피
1毫米 1 háomǐ 1 mm	1毫克 1 háokè 1 mg	1毫升 1 háoshēng 1 mL
1厘米 1 límǐ 1 cm	1克 1 kè 1 g	1升 1 shēng 1 L
1米 1 mǐ 1 m	1斤 1 jīn 500 g	
1公里 1 gōnglǐ 1 km	1公斤 1 gōngjīn 1 kg	

婴儿 体重 3.2 公斤。
Yīng'ér tǐzhòng 3.2 gōngjīn.
영아의 체중은 3.2 kg이다.

每天 喝 1升 牛奶。
Měitiān hē 1 shēng niúnǎi.
매일 1 L 우유를 마신다.

会话12

심장박동은 정상입니다.

心脏 的 跳动 很 正常。
Xīnzàng de tiàodòng hěn zhèngcháng.

 丽丽: 明白 了。预产期(EDC) 是 11月 27号。
Lìli: Míngbai le. Yùchǎnqī shì 11 yuè 27 hào.

 医生: 今天 我们 能 听到 胎儿 心脏 的 跳动。你 听。
Yīshēng: Jīntiān wǒmen néng tīngdào tāi'ér xīnzàng de tiàodòng.
Nǐ tīng.

 丽丽: 听到 了。
Lìli: Tīngdào le.

 医生: 心脏 的 跳动 很 正常。
Yīshēng: Xīnzàng de tiàodòng hěn zhèngcháng.

리리: 알겠어요. 예정일이 11월 27일이네요.

의사: 오늘 태아의 심장박동을 들을 수 있습니다. 들어 보십시오.

리리: 들려요.

의사: 심장박동은 매우 정상입니다.

生词

1. 心脏 [xīnzàng] 명사 심장

2. 跳动 [tiàodòng] 동사 약동하다. 활동하다. 뛰다(beat).

3. 正常 [zhèngcháng] 형용사 정상(적)이다.

4. 明白 [míngbai] 형용사 분명하다. 명확하다. 알겠다. 이해했다.

5. 今天 [jīntiān] 명사 오늘

6. 能 [néng] 동사 ~할 수 있다. ~할 힘이 있다. ~할 줄 알다(능력을 표시함).

7. 听 [tīng] 동사 듣다. 들린다.

注释

"是"는 "~이다"뜻을 가진 동사입니다. "A是B" 즉 "A는 B이다."의 뜻입니다.

我 是 韩国人。
Wǒ shì hánguórén.
나는 한국인입니다.

他 是 大学生。
Tā shì dàxuésheng.
그는 대학생입니다.

会话13

태아는 건강한가요?

胎儿 健康 吗?
Tāi'ér jiànkāng ma?

丽丽: 胎儿 健康 吗?
Lili: Tāi'ér jiànkāng ma?

医生: 胎儿 非常 健康。
Yīshēng: Tāi'ér fēicháng jiànkāng.

丽丽: 太 好 了。
Lili: Tài hǎo le.

医生: 为了 判断 孕妇 的 健康 状况, 需要 血检 和 尿检。
Yīshēng: Wèile pànduàn yùnfù de jiànkāng zhuàngkuàng, xūyào
xuèjiǎn hé niàojiǎn.

리리: 태아는 건강한가요?

의사: 태아는 아주 건강합니다.

리리: 너무 좋아요.

의사: 산모의 건강 상태를 알아보기 위해 피검사와 소변검사를 해야 합니다.

1. 健康 [jiànkāng] 명사, 형용사 건강(하다)

2. 判断 [pànduàn] 명사, 동사 판단(하다), 판정(하다)

3. 状况 [zhuàngkuàng] 명사 상황, 형편, 상태

4. 需要 [xūyào] 동사 요구되다. 필요로 하다.

5. 血检 [xuèjiǎn] 명사 혈액검사

6. 尿检 [niàojiǎn] 명사 소변검사

"太"는 부사입니다. "太"와 "了" 사이에 형용사를 넣어서 감탄이나 경이로움을 표현합니다.

太 好 了!
Tài hǎo le!
너무 좋다!

太 忙 了!
Tài máng le!
너무 바쁘다!

구토가 점점 심해져요.

呕吐 越 来 越 厉害。
Ǒutù yuè lái yuè lìhai.

丽丽: 现在 吗?
Lìli: Xiànzài ma?

医生: 对。去 化验室 检查 吧。
Yīshēng: Duì. Qù huàyànshì jiǎnchá ba.

下 次 来 的 时候, 再 确认 这 次 结果。
Xià cì lái de shíhou, zài quèrèn zhè cì jiéguǒ.

丽丽: 可 我 最近 恶心、呕吐 越 来 越 厉害, 怎么办?
Lìli: Kě wǒ zuìjìn ěxīn, ǒutù yuè lái yuè lìhai, zěnmebàn?

리리: 지금요?

의사: 네, 검사실로 가서 검사하십시오.

다음 내원 시 이번 검사 결과를 확인하겠습니다.

리리: 그런데 요새 메슥거림, 구토가 점점 심해져요, 어떡하지요?

1. 呕吐 [ǒutù] 명사,동사 구토(하다)

2. 越来越 [yuè lái yuè] 점점, 더욱더(정도의 증가를 나타냄)

3. 厉害 [lìhai] 형용사 사납다. 무섭다. 심하다.

4. 现在 [xiànzài] 명사 지금, 이제, 현재

5. 对 [duì] 형용사 맞다. 옳다.

6. 化验室 [huàyànshì] 명사 실험실, 검사실

7. 下次 [xià cì] 다음 번

8. 确认 [quèrèn] 명사,동사 확인(하다), 확인하다.

9. 这次 [zhè cì] 이번, 금회

10. 恶心 [ěxīn] 명사,동사 오심(이 일어나다)

11. 怎么办 [zěnmebàn] 어떻게 하죠?

注释

"怎么办"은 怎么(어떻게) + 办(하다, 처리하다)로 구성되어 있습니다. 예상하지 못한 일이나 곤란한 상황이 발생하였을 때 "어떡하지", "어쩌지"의 뜻입니다.

外面 下雨 了, 没 带 雨伞, 怎么办?
Wàimiàn xiàyǔ le, méi dài yǔsǎn, zěnmebàn?
밖에 비가 오네, 우산을 안 가져왔는데, 어쩌지?

现在 没有 钱, 怎么办?
Xiànzài méiyǒu qián, zěnmebàn?
지금 돈이 없는데, 어떡하지?

会话15

엽산을 복용해야 합니다.

需要 服用 叶酸。
Xūyào fúyòng yèsuān.

医生: 我 给 你 开 点儿 药。
Yīshēng: Wǒ gěi nǐ kāi diǎnr yào.

丽丽: 好 的。需要 吃 别 的 药 吗?
Lìli: Hǎo de. Xūyào chī bié de yào ma?

医生: 需要。
Yīshēng: Xūyào.

为了 防止 胎儿 的 神经管 缺陷(NTD), 需要 服用 叶酸
(folic acid)。
Wèile fángzhǐ tāi'ér de shénjīngguǎn quēxiàn, xūyào fúyòng
yèsuān.

의사: 약을 처방해 드리겠습니다.

리리: 네. 먹어야 할 다른 약이 있나요?

의사: 네. 태아의 신경관결손을 예방하기 위해 엽산을 복용해야 합니다.

1. 服用 [fúyòng] 동사 (약을)먹다. 복용하다.

2. 叶酸 [yèsuān] 명사 엽산(빈혈에 효험 있는 조혈 작용제) (folic acid)

3. 给 [gěi] 동사 주다. 개사 ~에게, ~를 향하여.

4. 开 [kāi] 동사 나열하다. (항목을)적어 내다. 처방하다.

5. 药 [yào] 명사 약, 약물

6. 开药 [kāiyào] 약을 처방하다.

7. 别 的 [bié de] 다른, 그 밖에

8. 防止 [fángzhǐ] 동사 방지하다.

9. 神经管 缺陷 [shénjīngguǎn quēxiàn] 신경관결손(neural tube defect, NTD)

10. 神经 [shénjīng] 명사 신경

11. 缺陷 [quēxiàn] 명사 결함, 결점, 허물

注释

"给"는 "주다(동사)"와 "~에게(개사)"의 뜻이 있습니다.

朋友 给 了 我 一 张 电影票。
Péngyou gěi le wǒ yì zhāng diànyǐngpiào.
친구가 나에게 영화표 한 장을 주었다.

这件 衣服 是 妈妈 给 我 买 的。
Zhè jiàn yīfú shì māma gěi wǒ mǎi de.
저 옷은 엄마가 나에게 사준 것이다.

会话16

복용 중입니까?

你 在 服用 吗?
Nǐ zài fúyòng ma?

医生: 你 在 服用 吗?
Yīshēng: Nǐ zài fúyòng ma?

丽丽: 是 的。从 3 个 月 前 到 现在, 一直 在 服用。
Lìli: Shì de. Cóng 3 gè yuè qián dào xiànzài, yìzhí zài fúyòng.

医生: 做 得 很 好, 要 一直 服用 到 妊娠3个月。
Yīshēng: Zuòdé hěn hǎo, yào yìzhí fúyòng dào rènshēn 3 gè yuè.

我 来 跟 你 说说 几 个 早孕 的 注意 事项。
Wǒ lái gēn nǐ shuōshuo jǐ gè zǎoyùn de zhùyì shìxiàng.

의사: 복용 중입니까?

리리: 네, 3개월 전부터 지금까지 줄곧 복용하고 있어요.

의사: 잘 하셨습니다. 임신 3개월까지 계속 복용하셔야 합니다.

몇 가지 임신초기의 주의사항을 말씀드리겠습니다.

生词

1. **在** [zài] (+ 동사) 개사 한창 ~고 있다.

2. **是的** [shìde] 그렇다. 네.

3. **从...到...** [cóng...dào...] ~부터 ~까지

4. **一直** [yìzhí] 부사 계속해서, 연속해서, 끊임없이

5. **要** [yào] 동사 필요하다.

6. **跟** [gēn] 개사 ~에게

7. **说说** [shuōshuo] 동사 말하다.

8. **几个** [jǐ gè] 몇 개

9. **早孕** [zǎoyùn] 임신초기

10. **注意 事项** [zhùyì shìxiàng] 주의사항

注释

"从...到..."는 "~에서 ~까지"뜻으로 시간에도 쓸 수 있고, 장소에도 쓸 수 있습니다.

他 每天 从 早 到 晚 在 公司 工作。
Tā měitiān cóng zǎo dào wǎn zài gōngsī gōngzuò.
그는 매일 아침부터 저녁까지 회사에서 일을 한다.

从 北京 到 纽约 坐 飞机。
Cóng běijīng dào niǔyuē zuò fēijī.
베이징에서 뉴욕까지 비행기를 타고 간다.

从 我家 到 公司、骑 车 大概 十 分钟。
Cóng wǒjiā dào gōngsī, qí chē dàgài shí fēnzhōng.
우리집에서 회사까지 자전거를 타고 대략 10분 걸린다.

보통 입덧의 영향은 크지 않습니다.

早孕 反应 一般 影响 不 大。
Zǎoyùn fǎnyìng yìbān yǐngxiǎng bú dà.

丽丽: 好 的。
Lìli: Hǎo de.

医生: 第一, 早孕 反应 一般 影响 不 大。
Yīshēng: Dìyī, zǎoyùn fǎnyìng yìbān yǐngxiǎng bú dà.

在 12周 左右 会 自然 消失。
Zài 12 zhōu zuǒyòu huì zìrán xiāoshī.

但是 少数 孕妇 早孕 反应 会 严重 一点儿。
Dànshì shǎoshù yùnfù zǎoyùn fǎnyìng huì yánzhòng yìdiǎnr.

如果 影响 健康 的 话, 就 快 来 医院 看 医生。
Rúguǒ yǐngxiǎng jiànkāng de huà, jiù kuài lái yīyuàn kàn yīshēng.

리리: 네.

의사: 첫 번째, 보통 입덧의 영향은 크지 않습니다.

12주 정도 되면 자연히 감소됩니다.

그런데 소수 산모에서는 입덧이 심할 경우도 있습니다.

만약 건강에 영향을 주게 되면, 빨리 병원으로 와서 진찰받아야 합니다.

1. 一般 [yìbān] 형용사 보통이다. 일반적이다.

2. 影响 [yǐngxiǎng] 동사, 명사 영향을 주다. 영향

3. 不大 [bú dà] 형용사 크지 않다.

4. 第一 [dìyī] 수사 제1, 첫 번째

5. 左右 [zuǒyòu] 명사 가량, 안팎

6. 自然 [zìrán] 명사 자연. 천연. 부사 저절로, 자연히

7. 消失 [xiāoshī] 동사 사라지다. 소실되다.

8. 少数 [shǎoshù] 명사 소수, 적은 수

9. 严重 [yánzhòng] 형용사 엄중하다.심각하다.

10. 如果 [rúguǒ] 접속사 만일, 만약

11. 如果...的话 [rúguǒ...de huà] 만약에 ~한다면

12. 快来 [kuàilái] 빨리 오다.

13. 医院 [yīyuàn] 명사 의원, 병원

"如果...的 话" 문장 앞에 쓰여 "만약...하다면" "만약...이면"의 가정을 나타냅니다.

如果 下雪 的 话, 我 就 不 来 了。
Rúguǒ xiàxuě de huà, wǒ jiù bù lái le.
만약 눈이 오면, 나는 오지 않겠다.

如果 影响 健康 的 话, 就 来 医院。
Rúguǒ yǐngxiǎng jiànkāng de huà, jiù lái yīyuàn.
만약 건강에 영향이 있으면, 바로 병원으로 오세요.

会话18

소량의 출혈이 보일 수 있습니다.

会 有 少量 出血。
Huì yǒu shǎoliàng chūxiě.

医生: 第二, 早孕 时, 有的 孕妇 会 有 少量 出血, 有的 孕妇 小肚子 不 舒服。
Yīshēng: Dìèr, zǎoyùn shí, yǒude yùnfù huì yǒu shǎoliàng chūxiě, yǒude yùnfù xiǎodùzi bù shūfu.

但是 严重 的 话, 也 应该 赶紧 来 医院。
Dànshì yánzhòng de huà, yě yīnggāi gǎnjǐn lái yīyuàn.

의사: 두 번째, 임신초기에 어떤 산모는 출혈이 있을 수 있고,

어떤 산모는 배가 조금 불편할 수 있습니다.

그런데 심각하면, 즉시 병원으로 와야 합니다.

1. 少量 [shǎoliàng] 명사 소량

2. 出血 [chūxiě] 동사,명사 출혈하다. 피가 나다. 출혈

3. 第二 [dì'èr] 수사 제2, 두 번째

4. 早孕 [zǎoyùn] 임신초기

5. 有的 [yǒude] 대명사 어떤 것, 어떤 사람(대개 반복적으로 사용됨)

6. 有的...有的... [yǒude...yǒude...] 어떤 것은 ~하(이)고 어떤 것은 ~하(이)다.

7. 孕妇 [yùnfù] 명사 임부, 임신부

8. 情况 [qíngkuàng] 명사 상황, 정황

9. 小肚子 [xiǎodùzi] 명사 아랫배

10. 应该 [yīnggāi] 동사 마땅히 ~해야 한다.

11. 赶紧 [gǎnjǐn] 부사 빨리, 서둘러

"有的..., 有的..." 모두 중 일부분을 나타냅니다. 보통 반복적으로 사용합니다. "어떤 것은 이렇고, 어떤 것은 저렇다"의 표현입니다.

盆里 的 花, 有的 红, 有的 白。
Pénli de huā, yǒude hóng, yǒude bái.
화분의 꽃, 어떤 것은 빨갛고, 어떤 것은 하얗다.

教室里 有 很 多 学生, 有的 在 看 书, 有的 在 听 音乐。
Jiàoshili yǒu hěn duō xuésheng, yǒude zài kànshū, yǒude zài tīng yīnyuè.
교실에 많은 학생이 있는데, 어떤 학생은 책을 보고, 어떤 학생은 음악을 듣는다.

적당한 활동과 일은 임신에 유익합니다.

适当的活动和工作对妊娠有好处。
Shìdàng de huódòng hé gōngzuò duì rènshēn yǒu hǎochù.

医生: 第三, 叶酸(folic acid) 要 服用 到 妊娠 3个月。
Yīshēng: Dìsān, yèsuān yào fúyòng dào rènshēn 3 gè yuè.

第四、平时 长 时间 躺着 对 早孕 不 好。
Dìsì, píngshí cháng shíjiān tǎngzhe duì zǎoyùn bù hǎo.

适当 的 活动 和 工作 对 妊娠 有 好处。
Shìdàng de huódòng hé gōngzuò duì rènshēn yǒu hǎochù.

의사: 세 번째, 임신 3개월까지 엽산을 꼭 복용해야 합니다.

네 번째, 평소에 긴 시간 누워있는 것은 초기임신에 안 좋습니다.

적당한 활동과 일은 임신에 유익합니다.

1. **适当** [shìdàng] 형용사 적당하다. 적절하다.

2. **活动** [huódòng] 동사 운동하다. (몸을)움직이다. 놀리다.

3. **好处** [hǎochù] 명사 장점, 좋은 점

4. **第三** [dìsān] 수사 제3, 세 번째

5. **长** [cháng] 형용사 길다.

6. **时间** [shíjiān] 명사 어떤 시각과 시각의 사이, 시간, 동안

7. **长时间** [cháng shíjiān] 명사 긴 시간

8. **躺** [tǎng] 동사 옆으로 드러눕다. 가로눕다.

9. **躺着** [tǎngzhe] 누워있다.

10. **对** [duì] 개사 ~에 대하여(동사가 가리키는 동작, 작용이 향하는 대상을 나타냄)

11. **工作** [gōngzuò] 명사 공작, 일, 노동, 작업, 직업 동사 근무하다. 일하다.

12. **妊娠** [rènshēn] 명사, 동사 임신(하다)

“怀孕”과 “妊娠”는 표현에 어떤 차이가 있을까요? “怀孕”은 이합동사이고 굳이 직역을 하면 “임신을 하다”입니다. “妊娠”은 명사 또는 동사로 사용되고 동사로 직역하면 “임신하다”입니다. “怀孕”은 일상 회화에서 많이 사용하고 “妊娠”은 학술적인 용어로 문장에서 많이 사용되는 신조어입니다.

怀孕 Huáiyùn	妊娠 Rènshēn
이합동사	명사, 동사
임신을 하다	임신, 임신하다
구어	문어
일상에서 많이 사용	학술적 용어로 현대어

会话20

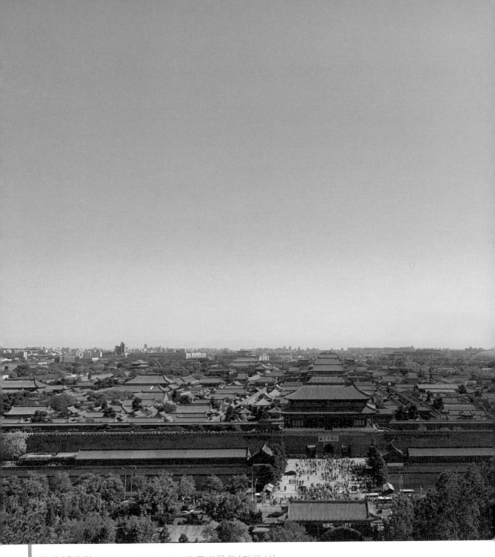

故宮博物院 Gùgōng bówùyuàn 고궁박물원(자금성)

【会话21】　**我 给 你 一 本 孕妇 手册。**
Wǒ gěi nǐ yì běn yùnfù shǒucè.
산모수첩을 하나 드리겠습니다.

【会话22】　**妊娠8周3天**
Rènshēn 8 zhōu 3 tiān
임신 8주 3일

【会话23】　**怀孕 很 辛苦。**
Huáiyùn hěn xīnkǔ.
임신은 힘이 듭니다.

【会话24】　**检查 一下 胎儿 长 了 多少。**
Jiǎnchá yíxià tāi'ér zhǎng le duōshao.
태아가 얼마나 컸는지 검사해 봅시다.

【会话25】　**胎儿 头臀 长(CRL) 2 厘米(cm)。**
Tāi'ér tóutún cháng 2 límǐ.
태아의 길이는 2 cm입니다.

【会话26】　**我 害怕 有 流产 的 危险。**
Wǒ hàipà yǒu liúchǎn de wēixiǎn.
제가 유산기가 있을까 봐 걱정돼요.

【会话27】　**要 小心点儿。**
Yào xiǎoxīndiǎnr.
조심해야 합니다.

【会话28】　**该 怎么 喝 呢?**
Gāi zěnme hē ne?
어떻게 마셔야 하나요?

【会话29】　**一 天 喝 一 杯。**
Yì tiān hē yì bēi.
하루에 한 잔 마시세요.

【会话30】　**妊娠9周3天**
Rènshēn 9 zhōu 3 tiān
임신 9주 3일

산모수첩을 하나 드리겠습니다.

我 给 你 一 本 孕妇 手册。
Wǒ gěi nǐ yì běn yùnfù shǒucè.

丽丽: 明白 了。
Lìli: Míngbai le.

医生: 我 给 你 一 本 孕妇 手册。
Yīshēng: Wǒ gěi nǐ yì běn yùnfù shǒucè.

在 这儿 写 了 今天 的 诊疗 内容。
Zài zhèr xiě le jīntiān de zhěnliáo nèiróng.

每次 来 医院 的 时候, 你 都 要 带着 孕妇 手册。
Měicì lái yīyuàn de shíhou, nǐ dōu yào dàizhe yùnfù shǒucè.

리리: 알겠어요.

의사: 산모수첩을 하나 드리겠습니다.

여기에 오늘 진료내용을 적었습니다.

병원에 올 때마다 산모수첩을 가지고 오십시오.

1. 一本 [yì běn] 한 권
2. 手册 [shǒucè] 명사 수첩
3. 孕妇手册 [yùnfù shǒucè] 산모수첩
4. 写 [xiě] 동사 글씨를 쓰다.
5. 诊疗 [zhěnliáo] 명사,동사 진료(하다)
6. 内容 [nèiróng] 명사 내용
7. 每次 [měicì] 명사,부사 매번
8. 带着 [dàizhe] 갖고 있다.

注释 ──

중국어는 개수를 세는 양사가 매우 발달하였습니다. 문구류와 관련된 양사를 살펴보겠습니다.

一 支 笔
Yì zhī bǐ
펜(붓) 한 자루

一 张 纸
Yì zhāng zhǐ
종이 한 장

一 块 墨
Yí kuài mò
묵 하나

一 方 砚台
Yì fāng yàntai
벼루 하나

一 本 笔记本
Yì běn bǐjìběn
공책 한 권

一 本 书
Yì běn shū
책 한 권

一 本 手册
Yì běn shǒucè
수첩 한 권

一 台 笔记本 电脑
Yì tái bǐjìběn diànnǎo
노트북컴퓨터 한 대

一 台 电脑
Yì tái diànnǎo
컴퓨터 한 대

一 块 橡皮
Yí kuài xiàngpí
지우개 한 개

会话21

임신 8주 3일

妊娠8周3天
Rènshēn 8 zhōu 3 tiān

 丽丽: 好 的。下 次 的 诊疗 是 什么 时候?
Lìli: Hǎo de. Xià cì de zhěnliáo shì shénme shíhou?

 医生: 两 周 后。
Yīshēng: Liǎng zhōu hòu.

(妊娠8周3天 丽丽 来 了。)
(Rènshēn 8 zhōu 3 tiān Lìli lái le.)

 丽丽: 你 好, 可是 我 忘 了 带 孕妇 手册, 怎么办?
Lìli: Nǐ hǎo, kěshì wǒ wàng le dài yùnfù shǒucè, zěnmebàn?

 医生: 没事儿, 你 还 没 习惯, 但是 下 次 一定 要 带来。
Yīshēng: Méishìr, nǐ hái méi xíguàn, dànshì xià cì yídìng yào dàilái.

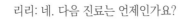 리리: 네. 다음 진료는 언제인가요?

의사: 2주 후입니다.

(임신 8주 3일에 리리가 왔음)

리리: 안녕하세요. 그런데 산모수첩 가지고 오는 것을 깜박했어요. 어떡해요?

의사: 괜찮습니다. 아직 습관이 안 돼서 그렇지요. 다음에는 꼭 가지고 오십시오.

1. 什么 [shénme] 대명사 의문을 나타냄
2. 时候 [shíhou] 명사 시간, 기간, 동안
3. 什么时候 [shénmeshíhou] 언제입니까?
4. 两 [liǎng] 수사 2, 둘
5. 周 [zhōu] 명사 주, 주일, 요일
6. 两周 [liǎngzhōu] 2주
7. 可是 [kěshì] 접속사 그러나, 하지만
8. 忘 [wàng] 동사 잊다. 망각하다.

9. 怎么 [zěnme] 대명사 어떻게
10. 怎么办 [zěnmebàn] 어떻게 하나.
11. 还 [hái] 부사 아직, 아직도, 여전히
12. 没事儿 [méishìr] 상관없다.
13. 习惯 [xíguàn] 명사 습관
14. 一定 [yídìng] 형용사 규정되어 있다.
　　　　　　　　 부사 반드시

"不过" "可是" "但是" 모두 "그런데" "그러나"의 뜻을 가지고 있습니다. 이 셋은 표현은 어떻게 다를까요?
"不过"는 회화에서 많이 사용하며, 단호한 느낌을 주지는 않습니다. "可是"는 회화, 글에서 사용하며, 약간 감정이 들어가 있습니다. "但是"는 단호한 느낌이 있습니다. 어감의 강도에 따른 순서는 不过 < 可是 < 但是입니다.

"不过"　　　这件衣服很漂亮, 不过我不喜欢这个颜色。
　　　　　　Zhèjiàn yīfu hěn piàoliang, búguò wǒ bù xǐhuan zhège yánsè.
　　　　　　이 옷은 예쁜데, 그런데 저는 이 색을 안 좋아해요.

"可是"　　　我想去旅游, 可是没有钱。
　　　　　　Wǒ xiǎng qù lǚyóu, kěshì méiyǒu qián.
　　　　　　여행가고 싶은데, 그런데 돈이 없어요.

"但是"　　　他虽然不太聪明, 但是非常努力。
　　　　　　Tā suīrán bù tài cōngming, dànshì fēicháng nǔlì.
　　　　　　그는 똑똑하지 않지만, 그런데 매우 노력한다.

임신은 힘이 듭니다.

怀孕 很 辛苦。
Huáiyùn hěn xīnkǔ.

丽丽: 好 的, 我 还 有一点儿 乏力、恶心, 没有 食欲。
Lìli: Hǎo de, wǒ hái yǒuyìdiǎnr fálì, ěxīn, méiyǒu shíyù.

医生: 怀孕 很 辛苦, 当 妈妈 不 容易。
Yīshēng: Huáiyùn hěn xīnkǔ, dāng māma bù róngyì.

现在 是 早孕 反应 最 厉害 的 时间。
Xiànzài shì zǎoyùn fǎnyìng zuì lìhai de shíjiān.

以后 会 越 来 越 好 的。
Yǐhòu huì yuè lái yuè hǎo de.

리리: 네, 아직까지 기운이 없고, 메슥거리고, 식욕이 없어요.

의사: 임신은 힘듭니다. 엄마가 되는 것은 쉽지 않습니다.

지금이 입덧이 제일 심한 시기예요.

조금 지나면 점점 좋아질 겁니다.

1. **怀孕** [huáiyùn] 동사 임신하다.

2. **辛苦** [xīnkǔ] 명사,동사 고생(하다), 수고(하다) 형용사 고생스럽다. 수고스럽다.

3. **乏力** [fálì] 형용사 (육체, 정신력이)쇠퇴해 있다. 기력이 없다.

4. **恶心** [èxīn] 명사,동사 오심(이 일어나다), 구역질(이 나다)

5. **食欲** [shíyù] 명사 식욕

6. **当** [dāng] 동사 맡다. 담당하다. ~이 되다.

7. **妈妈** [māma] 명사 엄마, 어머니

8. **当妈妈** [dāngmāma] 엄마가 되다.

9. **不** [bù] 부사 부정을 표시함.

10. **容易** [róngyì] 형용사 쉽다. 용이하다.

11. **不容易** [bù róngyì] 쉽지 않다.

12. **以后** [yǐhòu] 명사 이후

注释

"越... 越..."은 사물이 "~하면 할수록 ~해진다." 뜻으로 중국어에서 많이 사용되는 표현입니다.

呕吐 越 来 越 严重。
Ǒutù yuè lái yuè yánzhòng.
구토는 갈수록 심해진다.

唱歌 越 学 越 有 意思。
Chànggē yuè xué yuè yǒu yìsi.
노래 부르기는 배우면 배울수록 재미있다.

会话23

태아가 얼마나 컸는지 검사해 봅시다.

检查 一下 胎儿 长 了 多少。
Jiǎnchá yíxià tāi'ér zhǎng le duōshao.

医生: 刚才 检测 你 的 体重、血压、体温 很 正常。
Yīshēng: Gāngcái jiǎncè nǐ de tǐzhòng, xiěyā, tǐwēn hěn
zhèngcháng.

现在 检查 一下 胎儿 长 了 多少。
Xiànzài jiǎnchá yíxià tāi'ér zhǎng le duōshao.

丽丽: 好 的。
Lìli: Hǎo de.

医生: 看 一下。这 是 子宫(UT)、卵巢(OV)、胎囊(GS)、胎儿
(fetus)。
Yīshēng: Kàn yíxià. Zhè shì zǐgōng, luǎncháo, tāináng, tāi'ér.

의사: 금방 측정한 당신의 체중, 혈압, 체온은 정상입니다.

지금 태아가 얼마나 컸는지 검사해 봅시다.

리리: 네.

의사: 보세요. 이것이 자궁, 난소, 태낭, 태아입니다.

1. **检查** [jiǎnchá] 동사 검사하다.

2. **长** [zhǎng] 동사 생장하다. 성장하다. 자라다.

3. **多少** [duōshao] 대명사 얼마, 몇

4. **刚才** [gāngcái] 명사 지금 막, 방금

5. **检测** [jiǎncè] 동사 검사, 측정하다.

6. **体重** [tǐzhòng] 명사 체중

7. **血压** [xuèyā] 명사 혈압

8. **体温** [tǐwēn] 명사 체온

注释

"好 的"는 대화 중 자주 사용되는 단어입니다. "알겠다." "이해했다."라는 뜻도 있고, 상대방 말에 "(동의하며)네"라는 뜻도 있습니다.

알겠다(I know).　　A: 检查 前 一 个 小时 要 喝 一 瓶 葡萄糖。
　　　　　　　　　　　Jiǎnchá qián yí gè xiǎoshí yào hē yì píng pútáotáng.
　　　　　　　　　　　검사 한 시간 전에 포도당 한 병을 마시세요.

　　　　　　　　　　B: 好 的。
　　　　　　　　　　　Hǎo de.
　　　　　　　　　　　(이해)알겠어요.

네(OK)　　　　　　A: 现在 出发。
　　　　　　　　　　　Xiànzài chūfā.
　　　　　　　　　　　지금 출발입니다.

　　　　　　　　　　B: 好 的。
　　　　　　　　　　　Hǎo de.
　　　　　　　　　　　(동의)네.

会话24

태아의 길이는 2 cm입니다.

胎儿 头臀 长(CRL) 2 厘米(cm)。

Tāi'ér tóutún cháng 2 límǐ.

 医生: 胎儿 头臀 长(CRL) 2 厘米(cm), 胎心 博动(FHR) 170。
Yīshēng: Tāi'ér tóutún cháng 2 límǐ, tāixīn bódòng 170.

妊娠8周3天 胎儿 长大 了 一点儿。
Rènshēn 8 zhōu 3 tiān tāi'ér zhǎngdà le yìdiǎnr.

 丽丽: 胎儿 怎么样?
Lìli: Tāi'ér zěnmeyàng?

医生: 胎儿 长 得 很 好。
Yīshēng: Tāi'ér zhǎng de hěn hǎo.

의사: 태아의 길이는 2 cm이고, 심박동은 170입니다.

임신 8주 3일 크기로 컸습니다.

리리: 태아는 어때요?

의사: 태아는 아주 잘 컸어요.

1. 胎儿 头臀 长 [tāi'ér tóutún cháng] 태아길이(머리부터 엉덩이까지) (crown-rump length, CRL)
2. 厘米 [límǐ] 명사 센티미터(centimeter, cm)
3. 胎心 博动 [tāixīn bódòng] 태심박동(fetal heart rate, FHR)
4. 长大 [zhǎngdà] 동사 자라다. 성장하다.

注释

구조조사 "的", "地", "得"를 살펴보겠습니다.

1. "的" 뒤에 명사가 놓여, 뒤의 명사를 꾸며줍니다.

检测 的 体重
Jiǎncè de tǐzhòng
측정된 체중

早孕 的 注意 事项
Zǎoyùn de zhùyì shìxiàng
임신초기의 주의사항

2. "地" 뒤에 동사가 오며, 동사의 동작을 구체적으로 표현합니다.

慢慢 地 吃。
Mànmàn de chī.
천천히 먹다.

不 停 地 说。
Bù tíng de shuō.
쉼 없이 말하다.

3. "得" 뒤에 정도부사와 형용사가 오며, "得" 앞의 술어를 자세하게 표현합니다.

说 得 很 清楚。
Shuō de hěn qīngchu.
뚜렷하게 말하다.

堵 得 很 厉害。
Dǔ de hěn lìhai.
매우 밀린다.

会话25

제가 유산기가 있을까 봐 걱정돼요.

我 害怕 有 流产 的 危险。
Wǒ hàipà yǒu liúchǎn de wēixiǎn.

医生:　上 次 血检、尿检 的 结果 也 都 没有 异常。
Yīshēng: Shàng cì xuèjiǎn, niàojiǎn de jiéguǒ yě dōu méiyǒu
　　　　yìcháng.

丽丽:　可是 从 昨天 有 少量 出血, 怎么办?
Lìli: Kěshì cóng zuótiān yǒu shǎoliàng chūxiě, zěnmebàn?

医生:　现在 还 出血 吗?
Yīshēng: Xiànzài hái chūxiě ma?

丽丽:　还 出血, 我 害怕 有 流产 的 危险。
Lìli: Hái chūxiě, wǒ hàipà yǒu liúchǎn de wēixiǎn.

의사: 지난 번 혈액, 소변검사 결과는 이상 없습니다.

리리: 그런데, 어제부터 출혈이 조금씩 있어요. 어떡해요?

의사: 지금도 출혈이 있나요?

리리: 지금도 출혈이 있어요, 유산기가 있을까 봐 걱정돼요.

生词

1. 害怕 [hàipà] 동사 두려워하다. 무서워하다.

2. 流产 [liúchǎn] 명사, 동사 유산(하다) (abortion)

3. 危险 [wēixiǎn] 명사, 형용사 위험(하다)

4. 上次 [shàng cì] 명사 먼젓번, 지난번

5. 异常 [yìcháng] 형용사 이상하다.

6. 昨天 [zuótiān] 명사 어제

7. 出血 [chūxiě] 동사 출혈하다.

注释

어제, 오늘, 내일의 표현은 어떻게 될까요?

四天前 Sìtiānqián 그끄저께	前天 Qiántiān 그저께	昨天 Zuótiān 어제	
今天 Jīntiān 오늘	明天 Míngtiān 내일	后天 Hòutiān 모레	大后天 Dàhòutiān 글피

昨天 下雨 了。
Zuótiān xiàyǔ le.
어제 비가 왔다.

今天 天气 太 好 了。
Jīntiān tiānqì tài hǎo le.
오늘 날씨가 좋다.

明天 或者 后天 可以 出院。
Míngtiān huòzhě hòutiān kěyǐ chūyuàn.
내일 또는 모레 퇴원이 가능하다.

会话26

조심해야 합니다.

要 小心点儿。
Yào xiǎoxīndiǎnr.

医生: 这 不 一定, 但是 要 小心点儿。
Yīshēng: Zhè bù yídìng, dànshì yào xiǎoxīndiǎnr.

我 给 你 开 一点儿 安胎药 微粒化孕酮(micronized progesterone)。
Wǒ gěi nǐ kāi yìdiǎnr āntāiyào wēilìhuàyùntóng.

服用 一 周 后 再 看 吧。
Fúyòng yì zhōu hòu zài kàn ba.

如果 出血 越 来 越 多, 快 来 医院。
Rúguǒ chūxiě yuè lái yuè duō, kuài lái yīyuàn.

의사: 확실하지는 않아요, 그렇지만 조심해야 합니다.

유산방지약 미세프로게스테론을 처방할게요.

복용하고 일주일 후에 다시 뵙겠습니다.

만약 출혈량이 점점 많아지면 얼른 병원으로 오십시오.

1. 小心 [xiǎoxīn] 동사 조심하다. 주의하다. 형용사 조심스럽다.

2. 服用 [fúyòng] 동사 (약을)먹다.

3. 一定 [yídìng] 형용사 규정되어 있다. 부사 반드시, 필히

4. 不一定 [bù yídìng] 확정적이지 않다.

5. 但是 [dànshì] 접속사 그러나

6. 安胎 [āntāi] 동사 (태아를 안정시켜)유산을 방지하다.

7. 药 [yào] 명사 약, 약물

8. 安胎药 [āntāiyào] 유산방지약

9. 微粒化孕酮 [wēilìhuàyùntóng] 미립자 황체호르몬(micronized progesterone)

중국어에서 신체 분비물과 관련된 표현을 살펴보겠습니다.

流 泪
Liú lèi
눈물이 나다.

流 鼻涕
Liú bítì
콧물이 나다.

流 口水
Liú kǒushuǐ
침을 흘리다.

胃酸
Wèisuān
속이 쓰리다.

出血、流血
Chūxiě, liúxuè
피가 난다.

想 小便
Xiǎng xiǎobiàn
소변이 마렵다.

拉 肚子
Lā dùzi
설사하다.

分泌物 有 异味
Fēnmìwù yǒu yìwèi
질분비물에서 냄새가 난다.

会话 28

어떻게 마셔야 하나요?

该 怎么 喝 呢?
Gāi zěnme hē ne?

丽丽: 还 有 一 个 问题, 我 平时 喜欢 喝 咖啡。
Lìlì: Hái yǒu yí gè wèntí, wǒ píngshí xǐhuan hē kāfēi.

喝 咖啡 时, 感觉 会 缓解 恶心。
Hē kāfēi shí, gǎnjué huì huǎnjiě ěxīn.

该 怎么 喝 呢?
Gāi zěnme hē ne?

医生: 医生们 建议 每天 的 咖啡因 摄入量 最好 控制 在
200 豪克(mg) 以内。
Yīshēng: Yīshēngmen jiànyì měitiān de kāfēiyīn shèrùliàng zuìhǎo
kòngzhì zài 200 háokè yǐnèi.

리리: 질문 있는데요, 평소에 커피 마시는 것을 좋아해요.

커피를 마시면 메슥거림이 완화되는 것 같아요.

어떻게 마셔야 하나요?

의사: 의사들은 하루 카페인 섭취량을 200 mg 이내로 제한하라고 하지요.

1. 该 [gāi] 동사 ~해야 한다.

2. 喝 [hē] 동사 마시다.

3. 问题 [wèntí] 명사 (해답, 해석 등을 요구하는)문제, 질문

4. 喜欢 [xǐhuan] 동사 좋아하다.

5. 咖啡 [kāfēi] 명사 커피

6. 感觉 [gǎnjué] 동사 느끼다. 명사 감각, 느낌

7. 缓解 [huǎnjiě] 동사 완화시키다. 완화되다.

8. 建议 [jiànyì] 명사, 동사 건의(하다), 제의(하다)

9. 每天 [měitiān] 명사 매일

10. 咖啡因 [kāfēiyīn] 명사 카페인(caffeine)

11. 摄入量 [shèrùliàng] 명사 섭취량

12. 控制 [kòngzhì] 동사 제압하다. 제어하다. 규제하다. 억제하다.

13. 毫克 [háokè] 양사 밀리그램(milligramme, mg)

14. 以内 [yǐnèi] 명사 이내

注释

"呢"의 표현에 대해서 알아보겠습니다.

1. 앞의 내용을 반복하여 표현합니다.	我 叫 丽丽, 你 呢? Wǒ jiào Lìlì, nǐ ne? 나는 리리야, 너는?
2. 의문문에서 문장의 분위기를 완화시킵니다.	我 该 怎么 喝 呢? Wǒ gāi zěnme hē ne? 어떻게 마셔야 하나요?
3. 평서문에서 이미 확정된 상황이 지속됨을 나타냅니다.	我 在 看 电影 呢。 Wǒ zài kàn diànyǐng ne. 나 영화보는 중이야

会话28

하루에 한 잔 마시세요.

一天 喝 一杯。
Yì tiān hē yì bēi.

医生: 这个 量 大概 跟 一 杯 300 毫升(mL) 的 咖啡 一样。
Yīshēng: Zhège liàng dàgài gēn yì bēi 300 háoshēng de kāfēi yíyàng.

所以 一般 建议 一 天 喝 一 杯。
Suǒyǐ yìbān jiànyì yì tiān hē yì bēi.

丽丽: 知道 了, 以后 就 这样 喝。
Lìli: Zhīdào le, yǐhòu jiù zhèyàng hē.

医生: 好, 今天 的 诊疗 到 这儿。
Yīshēng: Hǎo, jīntiān de zhěnliáo dào zhèr.

의사: 이 양은 대략 300 mL의 커피와 같은 양이지요.

그래서 보통 하루 한 잔 마시는 것을 권합니다.

리리: 알겠어요. 앞으로는 그렇게 마실게요.

의사: 네, 오늘의 진료는 여기까지입니다.

1. 一天 [yì tiān] 하루, 1일

2. 一杯 [yì bēi] 한 잔

3. 一天喝一杯 [yì tiān hē yì bēi] 하루 한 잔을 마시다.

4. 大概 [dàgài] 형용사, 부사 대강, 대충

5. 毫升 [háoshēng] 양사 밀리리터(milliliter, mL)

6. 知道 [zhīdào] 동사 알다. 이해하다. 깨닫다.

7. 跟 [gēn] 개사 ~와(과)

8. 一样 [yíyàng] 형용사 같다. 동일하다.

9. 这样 [zhèyàng] 이렇다.

10. 诊疗 [zhěnliáo] 명사,동사 진료(하다)

11. 到 [dào] 개사 ~에, ~로, ~까지

12. 这儿 [zhèr] 대명사 여기(이곳)

여러 가지 커피의 카페인 함유량을 살펴보겠습니다.

1. 스타벅스 Espresso 음료		
상품명	양(mL)	카페인 함량(mg)
에스프레소	23	75
아이스 아메리카노	355	150
카푸치노	355	75
아이스 카페라떼	355	75
카라멜 마끼아또	355	75

2. 유명 커피점 '아메리카노' 카페인 함량			
브랜드명	기본 사이즈	평균용량(g)	카페인(mg/1잔)
파스쿠찌	Regular	293	196
커피빈	Small	300	168
카페베네	Regular	299	168
투썸플레이스	Regular	311	159
할리스커피	Regular	310	152
스타벅스	Tall	309	114
엔젤리너스	Small	283	95
이디야	One size	279	91
탐앤탐스	Tall	267	91

 아메리카노 카페인 함량 2 Shot 기준
소비자원, '커피전문점 테이크아웃커피 종합정보' (2012년도 8월)

会话29

임신 9주 3일

妊娠9周3天
Rènshēn 9 zhōu 3 tiān

医生: 因为 你 有点儿 出血, 所以 一 周 后 你 再 来 一 趟。
Yīshēng: Yīnwèi nǐ yǒudiǎnr chūxiě, suǒyǐ yì zhōu hòu nǐ zài lái yì tàng.

丽丽: 好 的, 一 周 后 见。
Lìli: Hǎo de, yì zhōu hòu jiàn.

(妊娠9周3天 丽丽 来 了。)
(Rènshēn 9 zhōu 3 tiān Lìli lái le.)

医生: 出血 怎么样 了?
Yīshēng: Chūxiě zěnmeyàng le?

丽丽: 没有 了。
Lìli: Méiyǒu le.

의사: 출혈이 좀 있으니, 일주일 후에 다시 한번 뵙겠습니다.

리리: 네, 일주일 후에 봬요.

(임신 9주 3일에 리리가 왔음)

의사: 출혈은 어떠십니까?

리리: 없어졌어요.

1. **因为…, 所以…** [yīnwèi…, suǒyǐ…] 접속사 ~때문에 그래서 ~다.

2. **有点儿** [yǒudiǎnr] 부사 조금, 약간(대개 여의치 않은, 안 좋은 상황에 쓰임)

3. **见** [jiàn] 동사 마주치다. 만나다. 접견하다.

注释

"怎么样"은 "어떤가요?", "어때요?"라는 뜻입니다.

1. 제안하거나 의견을 물을 때

   我们 吃 面条儿, 怎么样?
   Wǒmen chī miàntiáor, zěnmeyàng?
   우리 국수 먹자, 어때?

   明天 去 公园 玩儿, 怎么样?
   Míngtiān qù gōngyuán wánr,
   zěnmeyàng?
   내일 공원 가자, 어때?

2. 성질이나 상황을 물을 때

   那个 体育馆 怎么样?
   Nàge tǐyùguǎn zěnmeyàng?
   저 체육관 어때?

   最近 怎么样?
   Zuìjìn zěnmeyàng?
   요새 어때?

会话 **30**

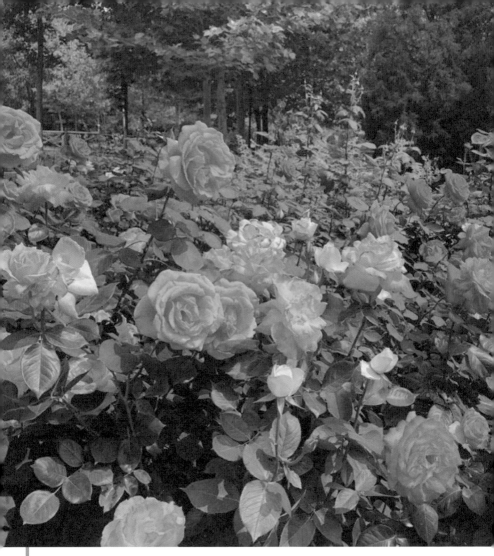

月季花 Yuèjìhuā 월계화(중국의 장미꽃)

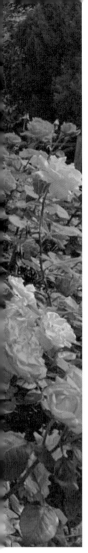

【会话31】 小肚子 有点儿 不 舒服。
Xiǎodùzi yǒudiǎnr bù shūfu.
아랫배가 조금 불편해요.

【会话32】 最近 便秘 了。
Zuìjìn biànmì le.
요새 변비가 생겼어요.

【会话33】 我 试一试。
Wǒ shì yī shì.
해 보겠습니다.

【会话34】 妊娠12周3天
Rènshēn 12 zhōu 3 tiān
임신 12주 3일

【会话35】 有点儿 发烧。
Yǒudiǎnr fāshāo.
열이 약간 있습니다.

【会话36】 唐氏 综合征(Down's syndrome)
Tángshì zōnghézhēng
다운증후군

【会话37】 颈项 透明层
Jǐngxiàng tòumíngcéng
목덜미투명층

【会话38】 这个 在 正常 范围 内。
Zhège zài zhèngcháng fànwéi nèi.
이것은 정상범위 내에 있습니다.

【会话39】 你 要 控制 体重。
Nǐ yào kòngzhì tǐzhòng.
체중 관리가 필요합니다.

【会话40】 不 可以 喝 酒。
Bù kěyǐ hē jiǔ.
술 마시는 것은 안됩니다.

아랫배가 조금 불편해요.

小肚子 有点儿 不 舒服。
Xiǎodùzi yǒudiǎnr bù shūfu.

丽丽: 可是 小肚子 有点儿 不 舒服。
Lìli: Kěshì xiǎodùzi yǒudiǎnr bù shūfu.

医生: 是 吗? 来 检查 一下 小肚子 和 胎儿 吧。
Yīshēng: Shì ma? Lái jiǎnchá yíxià xiǎodùzi hé tāi'ér ba.

没 发现 胎儿 和 小肚子 有 问题。
Méi fāxiàn tāi'ér hé xiǎodùzi yǒu wèntí.

先 继续 观察 几 天 再 看看 情况 吧。
Xiān jìxù guānchá jǐ tiān zài kànkan qíngkuàng ba.

리리: 그런데 아랫배가 조금 불편해요.

의사: 그래요? 아랫배와 태아를 검사해 보겠습니다.

지금은 태아와 아랫배에 이상은 발견되지 않습니다.

우선 지속적으로 며칠 관찰하면서 상황을 지켜봅시다.

1. 小肚子 [xiǎodùzi] 명사 아랫배

2. 发现 [fāxiàn] 명사,동사 발견(하다)

3. 先 [xiān] 부사 먼저, 우선

4. 继续 [jìxù] 명사,동사 계속(하다)

5. 观察 [guānchá] 동사 관찰하다. 명사 관찰

6. 再 [zài] 부사 다시(동작이 일정한 기간 후에 장차 나타날 것을 가리킴)

7. 情况 [qíngkuàng] 명사 상황, 정황, 형편

注释

"有点儿"은 부사로서 동사 앞이나 형용사 앞에 놓여 경미한 정도를 표현합니다.
보통은 안 좋은 상황일 때 사용합니다.

这 件 衣服 有点儿 大。
Zhè jiàn yīfú yǒudiǎnr dà.
이 옷은 좀 크다.

今天 有点儿 累。
Jīntiān yǒudiǎnr lèi.
오늘 좀 피곤하다.

会话31

요새 변비가 생겼어요.

最近 便秘 了。
Zuìjìn biànmì le.

丽丽: 我 最近 便秘 了。
Lìli: Wǒ zuìjìn biànmì le.

小肚子 胀气, 不 舒服。
Xiǎodùzi zhàngqì, bù shūfu.

医生: 妊娠 时, 不但 肠张力 减弱 了, 而且 饮食量 减少。
Yīshēng: Rènshēn shí, búdàn chángzhānglì jiǎnruò le, érqiě
　　　　yǐnshíliàng jiǎnshǎo.

所以 孕妇 容易 发生 便秘。
Suǒyǐ yùnfù róngyì fāshēng biànmì.

리리: 요새 변비가 생겼어요.

아랫배에 가스가 차고 불편해요.

의사: 임신하면 장운동이 약해져요, 또한 식사량도 감소돼요.

그래서 임신부는 변비가 잘 생겨요.

1. 最近 [zuìjìn] 명사 최근, 요즈음, 일간

2. 便秘 [biànmì] 명사 변비증

3. 胀气 [zhàngqì] 위에 가스가 차다.

4. 肠 [cháng] 명사 장

5. 张力 [zhānglì] 명사 장력

6. 减弱 [jiǎnruò] 동사 약해지다. 약화되다.

7. 不但 [búdàn] 접속사 ~뿐만 아니라.

8. 而且 [érqiě] 접속사 게다가, ~뿐만 아니라, 또한

9. 饮食 [yǐnshí] 명사 음식

10. 减少 [jiǎnshǎo] 동사 적게 하다. 적어지다. 감소하다.

11. 容易 [róngyì] 형용사 쉽다. 용이하다.

12. 发生 [fāshēng] 동사 발생하다. 생기다.

"不但..., 而且..."는 "~하는데, 게다가 ~하다"라는 뜻으로 점층적인 표현입니다.

他 不但 会 说 英语, 而且 会 说 汉语。
Tā búdàn huì shuō yīngyǔ, érqiě huì shuō hànyǔ.
그는 영어를 말할 수 있는데, 게다가 중국어도 말할 수 있다.

这个 菜 不但 很 好吃, 而且 很 便宜。
Zhège cài búdàn hěn hǎochī, érqiě hěn piányi.
저 요리는 맛있기도 한데, 게다가 싸기도 하다.

不但 她 会 说 汉语, 而且 她 妹妹 会 说 汉语。
Búdàn tā huì shuō hànyǔ, érqiě tā mèimei huì shuō hànyǔ.
그녀는 중국어를 말할 수 있는데, 게다가 동생도 중국어를 말할 수 있다.

会话32

해 보겠습니다.

我 试一试。
Wǒ shì yī shì.

丽丽: 怎么办?
Lìli: Zěnmebàn?

医生: 每天 按时 排便, 吃 些 纤维素 含量 高 的 食物 吧。
Yīshēng: Měitiān ànshí páibiàn, chī xiē xiānwéisù hánliàng gāo de
shíwù ba.

另外 吃 乳酸菌 和 运动 也 有 效果。
Lìngwài chī rǔsuānjūn hé yùndòng yě yǒu xiàoguǒ.

丽丽: 好, 我 试 一 试。
Lìli: Hǎo, wǒ shì yī shì.

리리: 어떻게 하지요?

의사: 매일 제때에 배변하고, 섬유질 함량이 높은 채소와 과일을 드세요.

그외 유산균 섭취와 운동도 효과가 있습니다.

리리: 네. 해 보겠습니다.

1. **试一试** [shì yī shì] 동사 시험하다. 시험 삼아 해 보다. 시도하다.

2. **按时** [ànshí] 부사 제때에, 규정된 시간대로, 제시간에

3. **排便** [páibiàn] 동사 배변하다.

4. **纤维素** [xiānwéisù] 명사 섬유소, 셀룰로오스(cellulose)

5. **含量** [hánliàng] 명사 함량

6. **高** [gāo] 형용사 높다.

7. **食物** [shíwù] 명사 음식물

8. **乳酸菌** [rǔsuānjūn] 명사 유산균

9. **运动** [yùndòng] 명사 운동, 스포츠

10. **效果** [xiàoguǒ] 명사 효과

注释

"纤维素 含量 高 的 蔬菜 和 水果 xiānwéisù hánliàng gāo de shūcài hé shuǐguǒ**"**
섬유소 함량 높은 과일

苹果
Píngguǒ
사과

李子
Lǐzi
자두

香蕉
Xiāngjiāo
바나나

蘑菇
Mógū
버섯

玉米
Yùmǐ
옥수수

南瓜
Nánguā
호박

红薯
Hóngshǔ
고구마

大豆
Dàdòu
콩

会话33

임신 12주 3일

妊娠12周3天
Rènshēn 12 zhōu 3 tiān

(妊娠12周3天 丽丽 来 了。)
(Rènshēn 12 zhōu 3 tiān Lìli lái le.)

医生: 过 得 怎么样?
Yīshēng: Guò de zěnmeyàng?

丽丽: 早孕 反应 好 多 了。
Lìli: Zǎoyùn fǎnyìng hǎo duō le.

医生: 太 好 了。
Yīshēng: Tài hǎo le.

丽丽: 可是 我 感冒 了。
Lìli: Kěshì wǒ gǎnmào le.

(임신 12주 3일에 리리가 왔음)

의사: 그동안 어떠셨어요?

리리: 입덧이 많이 좋아졌어요.

의사: 정말 잘 되었습니다.

리리: 그런데 감기에 걸렸어요.

1. 过 [guò] 동사 겪다. 경험하다. (한 시기를)지나다. 보내다.

2. 好多了 [hǎo duō le] 많이 좋아졌어요.

3. 早孕 反应 [zǎoyùn fǎnyìng] 입덧(morning sickness)

4. 感冒 [gǎnmào] 명사,동사 감기(에 걸리다) (flu, influenza)

"感冒了"는 "감기에 걸렸다"의 뜻입니다. 여러 가지 감기 증상을 중국어로 알아보겠습니다.

发烧
Fāshāo
열이 나다.

HIGH FEVER

头疼
Tóuténg
머리가 아프다.

HEADACHE

咳嗽
Késou
기침을 하다.

COUGH

流 鼻涕
Liú bítì
콧물이 나다.

RUNNY NOSE

会话**34**

열이 약간 있습니다.

有点儿 发烧。
Yǒudiǎnr fāshāo.

医生: 有 什么 症状? 咳嗽、流 鼻涕、发烧 吗?
Yīshēng: Yǒu shéme zhèngzhuàng? Késou, liú bítì, fāshāo ma?

丽丽: 有点儿 发烧。
Lìli: Yǒudiǎnr fāshāo.

医生: 量 的 体温 36.8℃, 体温 正常。
Yīshēng: Liáng de tǐwēn 36.8℃, tǐwēn zhèngcháng.

先 观察 一下 吧。如果 发烧 严重 的 话, 要 服用 泰诺林 类 药物。
Xiān guānchá yíxià ba. Rúguǒ fāshāo yánzhòng de huà, yào fúyòng tàinuòlín lèi yàowù.

의사: 증상은 어때요? 기침, 콧물, 열이 나나요?

리리: 열이 약간 있어요.

의사: 측정된 체온은 36.8도, 정상입니다.

우선 지켜보고, 만약 열이 심해지면 타이레놀 같은 약물을 복용해야 해요.

1. 发烧 [fāshāo] 동사 열이 나다.

2. 什么 [shénme] 대명사 어떤, 무슨, 어느

3. 症状 [zhèngzhuàng] 명사 (병의)증상, 증세

4. 咳嗽 [késou] 명사,동사 기침(하다)

5. 流 [liú] 동사 흐르다.

6. 鼻涕 [bítì] 명사 콧물

7. 量 [liáng] 동사 (길이, 크기, 무게, 넓이, 분량 따위를)재다. 달다. 되다.

8. 体温 [tǐwēn] 명사 체온

9. 正常 [zhèngcháng] 형용사 정상(적)이다.

10. 泰诺林 [tàinuòlín] 명사 타이레놀(Tylenol)

注释

중국어로 감기약 표현을 알아보겠습니다.

对乙酰氨基酚
Duìyǐxiān ǎnjīfēn
아세트아미노펜

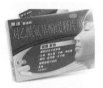

易坦静
Yìtǎnjìng
암브르콜시럽

泰诺林
Tàinuòlín
타이레놀

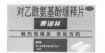

布洛芬
Bùluòfēn
부루펜시럽

阿斯匹林
Āsīpǐlín
아스피린

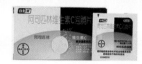

 위와 뒷부분에 나오는 제약품 사진은 제약사 홈페이지에서 인용하였습니다.

会话35

다운증후군

唐氏 综合征(Down's syndrome)
Tángshì zōnghézhēng

丽丽: 好 的。
Lìli: Hǎo de.

医生: 为了 知道 胎儿 是不是 染色体 异常 等, 要 做 整合 产前 筛查(IPS)。
Yīshēng: Wèile zhīdào tāi'ér shìbùshì rǎnsètǐ yìcháng děng, yào zuò zhěnghé chǎnqián shāichá.

首先 在 妊娠 10~14周 做 第一 次 检查, 然后 在 妊娠 15~20周 做 第二 次 检查。
Shǒuxiān zài rènshēn 10 dào 14 zhōu zuò dìyí cì jiǎnchá, ránhòu zài rènshēn 15 dào 20 zhōu zuò dìèr cì jiǎnchá.

联合 两 次 结果 能 获得 唐氏 综合征(Down's syndrome) 的 风险值。
Liánhé liǎng cì jiéguǒ néng huòdé tángshì zōnghézhēng de fēngxiǎnzhí.

리리: 네.

의사: 태아가 염색체이상 등이 있는지 알기 위해 통합선별검사를 해야 합니다.

먼저 임신 10-14주 사이에 1차 검사를 하고, 임신 15-20주 사이에 2차 검사를 해요.

두 번의 결과를 결합해서 다운증후군의 위험치를 얻을 수 있습니다.

1. 唐氏综合征 [tángshì zōnghézhēng] 명사 다운증후군(Down's syndrome)

2. 染色体 [rǎnsètǐ] 명사 염색체(chromosome)

3. 整合 [zhěnghé] 동사 조정을 거쳐 다시 조합되다.

4. 整合产前筛查 [zhěnghé chǎnqián shāichá] 통합선별검사(integrated prenatal screening, IPS)

5. 首先 [shǒuxiān] 대명사 첫째(로), 먼저(열거에 쓰임)

6. 然后 [ránhòu] 접속사 연후에, 그러한 후에

7. 联合 [liánhé] 명사,동사 연합하다. 결합하다.

8. 获得 [huòdé] 동사 획득하다. 얻다.

9. 风险值 [fēngxiǎnzhí] 위험치

"二 vs 两"은 둘 다 2를 의미 약하는 숫자이나 쓰임이 조금 다릅니다. 수를 나타낼 때는 "二" 양을 나타낼 때는 "两"을 씁니다.

他 是 我 的 二 哥。
Tā shì wǒ de èr gē.
그는 나의 둘째 형입니다.

我 有 两 本 数学 书。
Wǒ yǒu liǎng běn shùxué shū.
나는 두 권의 수학 책이 있습니다.

会话36

다운증후군 _ 81

목덜미투명층

颈项 透明层
Jǐngxiàng tòumíngcéng

医生: 这 次 是 胎儿 颈项 透明层(NT) 厚度 检测 和 血清学 检查。

Yīshēng: Zhè cì shì tāi'ér jǐngxiàng tòumíngcéng hòudù jiǎncè hé xuèqīngxué jiǎnchá.

颈项 透明层 是 胎儿 脖子 后面 的 一 层 组织液。

Jǐngxiàng tòumíngcéng shì tāi'ér bózi hòumiàn de yì céng zǔzhīyè.

丽丽: 我 已经 在 网上 听说 了。

Lili: Wǒ yǐjīng zài wǎngshang tīngshuō le.

医生: 那 太 好 了。

Yīshēng: Nà tài hǎo le.

의사: 요번은 목덜미투명층 두께 측정과 혈액검사입니다.

목덜미투명층은 태아목 뒷부분 층의 조직액입니다.

리리: 온라인에서 들었어요.

의사: 그거 참 잘 하셨어요.

1. **颈项** [jǐngxiàng] 명사 목 (목의 앞을 '颈' 뒤를 '项' 이라 함)

2. **透明层** [tòumíngcéng] 투명층

3. **厚度** [hòudù] 명사 두께

4. **颈项 透明层 厚度** [jǐngxiàng tòumíngcéng hòudù] 목덜미투명층 (nuchal translucensy, NT)

5. **血清学** [xuèqīngxué] 혈청학

6. **脖子** [bózi] 명사 목

7. **后面** [hòumiàn] 명사 뒷부분

8. **一层** [yì céng] 거듭 포개진 물건의 한 켜

9. **组织** [zǔzhī] 명사 조직

10. **液** [yè] 명사 액체, 액

11. **已经** [yǐjīng] 부사 이미, 벌써

12. **网上** [wǎngshang] 명사 온라인, 인터넷

注释 ───────────────────────────

접속사 "和"는 "~와 ~" 구조가 비슷한 단어를 연결시켜 병렬관계를 나타냅니다.

冰箱里 有 水果、蔬菜 和 面包。
Bīngxiāngli yǒu shuǐguǒ, shūcài hé miànbāo.
냉장고에는 과일, 야채, 빵이 있습니다.

我 和 他 都 是 大学生。
Wǒ hé tā dōu shi dàxuéshēng.
나와 그는 모두 대학생입니다.

会话37

이것은 정상범위 내에 있습니다.

这 个 在 正常 范围 内。

Zhège zài zhèngcháng fànwéi nèi.

 医生: 一般 颈项 透明层(NT) 3 毫米(mm) 以下 是 正常 的, 来 看 一下。

Yīshēng: Yìbān jǐngxiàng tòumíngcéng 3 háomǐ yǐxià shì zhèngcháng de, lái kàn yíxià.

你 胎儿 的 是 1.2 毫米(mm), 胎儿鼻骨 2 毫米(mm), 这 个 在 正常 范围 内。

Nǐ tāi'ér de shì 1.2 háomǐ, tāi'ér bígǔ 2 háomǐ, zhège zài zhèngcháng fànwéi nèi.

一会儿 去 化验室 抽血 就 行 了。

Yíhuìr qù huàyànshì chōuxiě jiù xíng le.

 丽丽: 好 的。

Lìli: Hǎo de.

의사: 보통 목덜미투명대가 3 mm 이하이면 정상입니다. 검사해 봅시다.

태아의 것은 1.2 mm이고, 코뼈는 2 mm입니다. 이는 정상범위 내에 있습니다.

잠시 후 혈액검사실에 가서 혈액을 채취하면 됩니다.

리리: 네.

生词

1. 范围 [fànwéi] 명사 범위

2. 内 [nèi] 명사 안, 안쪽, 속, 내부

3. 以下 [yǐxià] 명사 이하, 어느 한도의 아래

4. 鼻骨 [bígǔ] 명사 코뼈, 비골(nasal bone)

5. 一会儿 [yíhuìr] 잠시, 잠깐 동안

6. 去 [qù] 동사 가다.

7. 化验室 [huàyànshì] 명사 실험실, 검사실

8. 抽血 [chōuxiě] 동사 피를 뽑다.

9. 行 [xíng] 동사 하다. 가다. 걷다.

注释

"一会儿"은 "잠시" "잠깐 동안"의 짧은 시간을 나타냅니다.

休息 一会儿。
Xiūxi yíhuìr.
잠시 쉬다.

火车 一会儿 就 开。
Huǒchē yíhuìr jiù kāi.
기차는 잠시 후 출발한다.

会话38

체중 관리가 필요합니다.

你 要 控制 体重。
Nǐ yào kòngzhì tǐzhòng.

医生: 今天 你 的 血压、体温 很 正常, 但是 体重 增加 得
　　　太 多。
Yīshēng: Jīntiān nǐ de xuèyā, tǐwēn hěn zhèngcháng, dànshì
　　　　　tǐzhòng zēngjiā de tài duō.

　　　你 要 控制 体重, 要 吃好 别 吃多。
　　　Nǐ yào kòngzhì tǐzhòng, yào chī hǎo bié chī duō.

丽丽: 我 会 注意 的。
Lìli: Wǒ huì zhùyì de.

　　　怀孕 期间 能 少 喝 点儿 酒 吗?
　　　Huáiyùn qījiān néng shǎo hē diǎnr jiǔ ma?

의사: 오늘 혈압, 체온 정상인데, 체중 증가가 큽니다. 체중 관리가 필요합니다.

　　　잘 먹되 많이 드시지는 마십시오.

리리: 네 주의할게요.

　　　임신기간에 술을 조금 마셔도 되나요?

1. **控制** [kòngzhì] 동사 제압하다. 제어하다.

2. **血压** [xuèyā] 명사 혈압

3. **体温** [tǐwēn] 명사 체온

4. **增加** [zēngjiā] 동사 증가하다. 더하다. 늘리다.

5. **太** [tài] 부사 아주, 매우, 대단히

6. **吃** [chī] 동사 먹다.

7. **注意** [zhùyì] 동사 주의하다. 조심하다. 명사 주의, 조심

8. **期间** [qījiān] 명사 기간

9. **酒** [jiǔ] 명사 술

"**会...的**"는 미래에 발생하는 어떤 일에 대해 강조하는 표현으로 사용됩니다.

我 不 会 去 的。
Wǒ bú huì qù de.
나는 안 갈 거다.

我 会 注意 的。
Wǒ huì zhùyì de.
제가 주의할게요.

会话**39**

술 마시는 것은 안됩니다.

不 可 以 喝 酒。
Bù kěyǐ hē jiǔ.

医生: 绝对 不 可以 喝 酒!
Yīshēng: Juéduì bù kěyǐ hē jiǔ!

每天 大量 饮酒 可能 会 出现 胎儿 酒精 综合征(FAS)。
Měitiān dàliàng yǐnjiǔ kěnéng huì chūxiàn tāi'ér jiǔjīng zònghézhēng.

安全 第一, 谨慎点儿。
Ānquán dìyī, jǐnshèndiǎnr.

丽丽: 明白 了。4 周 后 见。
Lìlì: Míngbai le. 4 zhōu hòu jiàn.

의사: 술 마시는 것은 절대 안 됩니다!

매일 많은 양의 술을 마시면 태아알콜증후군이 발생할 수 있어요.

안전이 제일입니다, 조심해야죠.

리리: 알겠어요. 4주 후에 봬요.

1. 可以 [kěyǐ] 동사 ~해도 좋다(허가를 표시함).

2. 不可以 [bù kěyǐ] 하면 안 된다.

3. 绝对 [juéduì] 부사 절대로, 완전히, 반드시

4. 每天 [měitiān] 명사 매일

5. 大量 [dàliàng] 명사, 형용사, 부사 대량(의, 으로), 다량(의, 으로)

6. 饮酒 [yǐnjiǔ] 동사 음주하다. 술을 마시다.

7. 可能 [kěnéng] 부사 아마도, 아마(~일지도 모른다)

8. 出现 [chūxiàn] 동사 출현하다. 만들다. 생산해내다.

9. 酒精 [jiǔjīng] 명사 주정, 에탄올(ethanol)

10. 胎儿 酒精 综合征 [tāi'ér jiǔjīng zōnghézhēng] 태아알콜증후군(fetal alcohol syndrome, FAS)

11. 安全 [ānquán] 명사, 형용사 안전(하다)

12. 谨慎 [jǐnshèn] 형용사 신중하다.

"可以"는 조동사로 "~해도 된다."의 허가를 나타냅니다.

桌子上 的 东西, 你 可以 拿走。
Zhuōzishang de dōngxi, nǐ kěyǐ ná zǒu.
탁자위의 물건, 너 가져가도 돼.

桌子上 的 东西, 你 不 可以 拿走。
Zhuōzishang de dōngxi, nǐ bù kěyǐ ná zǒu.
탁자위의 물건, 너 가져가면 안 돼.

会话40

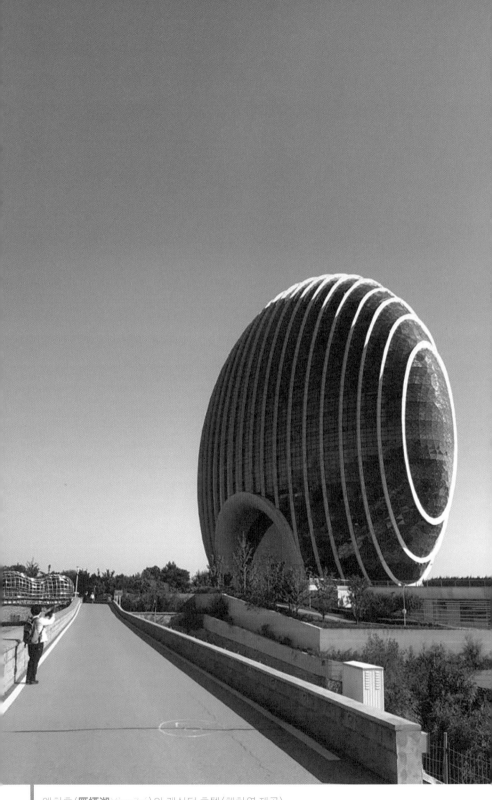

엔치호(**雁栖湖** Yànqīhú)의 켄싱턴 호텔(채하영 제공)

【会话41】 妊娠16周3天
Rènshēn 16 zhōu 3 tiān
임신 16주 3일

【会话42】 长 得 很 好。
Zhǎng de hěn hǎo.
잘 컸습니다.

【会话43】 今天 需要 做 第二 次 整合 产前 筛查(IPS)。
Jīntiān xūyào zuò dìèr cì zhěnghé chǎnqián shāichá.
오늘은 2차 통합선별검사를 해야 합니다.

【会话44】 高 风险 的 孕妇 不 一定 就 会 生出 唐氏儿。
Gāo fēngxiǎn de yùnfù bù yídìng jiù huì shēngchū tángshìér.
고위험 산모라고 해서 꼭 다운증후군 아기가 나오는 것은 아닙니다.

【会话45】 再 做 准确度 更 高 的 检查。
Zài zuò zhǔnquèdù gèng gāo de jiǎnchá.
정확도가 더 높은 검사로 다시 해야 합니다.

【会话46】 我 去 化验室 抽血。
Wǒ qù huàyànshì chōuxiě.
검사실에 가서 혈액채취를 할게요.

【会话47】 妊娠20周3天
Rènshēn 20 zhōu 3 tiān
임신 20주 3일

【会话48】 新冠 病毒
Xīnguān bìngdú
코로나바이러스

【会话49】 胎儿 的 体重 是 多少?
Tāi'ér de tǐzhòng shì duōshao?
태아의 체중은 얼마나 되나요?

【会话50】 要 吃 铁粉剂 吗?
Yào chī tiěfěnjì ma?
철분제 먹어야 되나요?

임신 16주 3일

妊娠16周3天
Rènshēn 16 zhōu 3 tiān

(妊娠16周3天 丽丽 来 了。)
(Rènshēn 16 zhōu 3 tiān Lìli lái le.)

医生: 过 得 怎么样? 感冒 好 了 吗?
Yīshēng: Guò de zěnmeyàng? Gǎnmào hǎo le ma?

丽丽: 喝 了 很 多 水, 休息 得 很 好, 很 快 就 好 了。
Lìli: Hē le hěn duō shuǐ, xiūxi de hěn hǎo, hěn kuài jiù hǎo le.

医生: 那 就 好。体重 控制 得 也 很 好。
Yīshēng: Nà jiù hǎo. Tǐzhòng kòngzhì de yě hěn hǎo.

丽丽: 我 努力 控制 体重 了。
Lìli: Wǒ nǔlì kòngzhì tǐzhòng le.

(임신 16주 3일에 리리가 왔음)

의사: 어떠셨어요? 감기는 좋아졌나요?

리리: 물 많이 마시고, 잘 쉬었더니 금방 좋아졌어요.

의사: 잘 됐네요, 체중 관리도 잘 하셨네요.

리리: 체중을 관리하려고 노력했어요.

生词

1. 水 [shuǐ] 명사 물

2. 休息 [xiūxi] 명사,동사 휴식(하다), 휴양(하다)

3. 快 [kuài] 부사 빨리, 어서, 얼른 형용사 (속도가)빠르다.

4. 努力 [nǔlì] 동사 노력하다. 힘쓰다. 명사 노력

注释

"了"는 동작의 완료를 나타냅니다.

你 看 那本 书 了 吗?
Nǐ kàn nà běn shū le ma?
너는 그 책을 보았니?

我 已经 看 那本 书 了。
Wǒ yǐjīng kàn nà běn shū le.
나는 이미 그 책을 보았다.

会话41

잘 컸습니다.

长 得 很 好。
Zhǎng de hěn hǎo.

医生: 做 得 不错, 来, 看 一下。
Yīshēng: Zuò de búcuò, lái, kàn yíxià.

这 是 子宫(UT)、胎盘(PL)、羊水(AF)、胎儿。
Zhè shì zǐgōng, tāipán, yángshuǐ, tāi'ér.

胎儿 体重(EBW) 150克(g), 胎心 博动(FHR) 160。
Tāi'ér tǐzhòng 150 kè, tāixīn bódòng 160.

长 得 很 好。
Zhǎng de hěn hǎo.

의사: 잘 하셨어요, 봅시다.

여기는 자궁, 태반, 양수, 태아예요.

태아체중은 150 g, 심박동은 160회예요.

잘 컸습니다.

生词

1. **不错** [búcuò] 형용사 알맞다. 괜찮다. 좋다.

2. **胎盘** [tāipán] 명사 태반(placenta, PL)

3. **羊水** [yángshuǐ] 명사 양수(amniotic fluid, AF)

4. **胎儿体重** [tāi'ér tǐzhòng] 태아예상체중(estimated body weight, EBW)

5. **克** [kè] 양사 그램(gramme, g)

注释

"长 得 很 好"는 "술어 + 得 + 정도부사 + 형용사" 구문으로 구조조사 得를 써서
"~하는게 ~하다"라는 뜻을 표현합니다.

她 长 得 很 漂亮。
Tā zhǎng de hěn piàoliang.
그녀는 (외모가) 매우 예쁘다.

他 汉字 写 得 很 漂亮。
Tā hànzì xiě de hěn piàoliang.
그는 한자를 예쁘게 쓴다.

胎儿 长 得 很 好。
Tāi'ér zhǎng de hěn hǎo.
태아는 잘 컸다.

休息 得 很 好。
Xiūxi de hěn hǎo.
잘 쉬었다.

会话42

오늘은 2차 통합선별검사를 해야 합니다.

今天 需要 做 第二 次 整合 产前 筛查(IPS)。

Jīntiān xūyào zuò dìèr cì zhěnghé chǎnqián shāichá.

医生: 今天 需要 做 第二 次 整合 产前 筛查(IPS), 要 抽 2 毫升(mL) 血液。

Yīshēng: Jīntiān xūyào zuò dìèr cì zhěnghé chǎnqián shāichá, yào chōu 2 háoshēng xuèyè.

把 第一 次 的 和 第二 次 的 联合 起来, 得出 最终 结果。

Bǎ dìyí cì de hé dìèr cì de liánhé qǐlái, déchū zuìzhōng jiéguǒ.

这个 筛查 可以 降低 唐氏 综合征(Down's syndrome) 的 假 阳性率。

Zhège shāichá kěyǐ jiàngdī tángshì zònghézhēng de jiǎ yángxìnglǜ.

의사: 오늘 2차 통합선별검사를 해야 합니다.

2 mL 혈액채취를 하면 돼요.

1차와 2차를 결합해서 최종 결과를 도출해요.

이 검사는 다운증후군의 가양성률을 낮추어 줍니다.

生词

1. 筛查 [shāichá] 동사 (선별하여)도태시키는 검사를 하다.
   명사 선별검사(스크린테스트) (screening test)

2. 抽 [chōu] 동사 꺼내다. 뽑다. 빼내다.

3. 把 [bǎ] 개사 일반적으로 동작, 작용의 대상(목적어)을 동사 앞으로 전치(前置)시킬 때 사용함.

4. 联合 [liánhé] 동사 연결하다. 결합하다. 연합하다.

5. 得出 [déchū] 동사 ~을 얻어 내다.

6. 最终 [zuìzhōng] 명사, 형용사 맨 마지막(의), 최종(의)

7. 降低 [jiàngdī] 동사 낮추다. 내리다. 인하하다.

8. 假阳性率 [jiǎ yángxìnglǜ] 가양성률(false positive rate)

注释

"把 + 명사"의 把자가 사용된 문장은 목적어를 서술어 앞으로 배치시켜서 처치 대상을 강조하는 표현입니다.

• 把자문의 순서: 주어 + 把 + 명사 + 술어 + 기타성분

他 把 帽子 丢 了。
Tā bǎ màozi diū le.
그는 모자를 잃어버렸다.

她 把 杯子 洗 得 很 干净。
Tā bǎ bēizi xǐ de hěn gānjìng.
그는 컵을 깨끗이 씻었다.

会话43

고위험 산모라고 해서 꼭 다운증후군 아기가 나오는 것은 아닙니다.

高风险的孕妇不一定就会生出唐氏儿。

Gāo fēngxiǎn de yùnfù bù yídìng jiù huì
shēngchū tángshìér.

医生: 高风险的孕妇不一定就会生出唐氏儿。
Yīshēng: Gāo fēngxiǎn de yùnfù bù yídìng jiù huì shēngchū
tángshìér.

相反, 低风险的孕妇也不一定就不会生出唐氏儿。
Xiāngfǎn, dī fēngxiǎn de yùnfù yě bù yídìng jiù bú huì
shēngchū táng shì ér.

丽丽: 明白了。
Lìli: Míng bai le.

那结果是高风险的话, 怎么办?
Nà jiéguǒ shì gāo fēngxiǎn de huà, zěnmebàn?

의사: 고위험 산모라고 해서 꼭 다운증후군 아기가 나오는 것은 아닙니다.

반대로 저위험 산모라고 해서 다운증후군 아기가 안 나오는 것도 아닙니다.

리리: 이해했어요.

그런데 만약 고위험이면 어떻게 해요?

1. 风险 [fēngxiǎn] 명사 위험

2. 高 风险 [gāo fēngxiǎn] 고위험(high risk)

3. 生出 [shēngchū] 동사 낳다.

4. 唐氏儿 [tángshìér] 다운증후군 아기

5. 相反 [xiāngfǎn] 동사 상반되다. 반대되다.

6. 低 风险 [dī fēngxiǎn] 저위험(low risk)

注释

"生出"과 "出生"은 어떻게 다를까요?

"生出"은 "주어가 목적어를 낳다."라는 표현으로, 뒤에 목적어가 동반됩니다. "生"으로 줄여 쓰기도 합니다. "出生"은 "주어가 태어나다."라는 자동사 표현입니다.

她 生出 了 个 可爱 的 婴儿。
Tā shēngchū le gè kě'ài de yīng'ér.
그녀가 예쁜 아기를 낳았다.

一 个 可爱 的 婴儿 出生 了。
Yí gè kě'ài de yīng'ér chūshēng le.
예쁜 아기가 태어났다.

2001年 出生 的。
2001 Nián chūshēng de.
2001년에 태어났다.

会话44

정확도가 더 높은 검사로 다시 해야 합니다.

再 做 准确度 更 高 的 检查。
Zài zuò zhǔnquèdù gèng gāo de jiǎnchá.

医生: 高 风险 的 话, 需要 再 做 准确度 更 高 的 检查。
Yīshēng: Gāo fēngxiǎn de huà, xūyào zài zuò zhǔnquèdù gèng gāo de jiǎnchá.

比如 无创 产前 检测(NIPT)、 羊水 穿刺(AFT)。
Bǐrú wúchuàng chǎnqián jiǎncè, yángshuǐ chuāncì.

不用 担心。
Búyòng dānxīn.

高 风险 出现 的 概率 很 小。
Gāo fēngxiǎn chūxiàn de gàilǜ hěn xiǎo.

의사: 결과가 고위험이면 정확도가 더 높은 검사로 다시 해야 합니다.

예를 들면 무침습산전검사(니프티검사), 양수검사.

걱정 마세요.

고위험이 나올 경우는 적습니다.

1. **准确度** [zhǔnquèdù] 명사 정도(精度), 정밀도, 정확성

2. **更** [gèng] 부사 더욱, 일층 더

3. **比如** [bǐrú] 접속사 예컨대

4. **无创 产前 检测** [wúchuàng chǎnqián jiǎncè] 무침습산전검사(non-invasive prenatal test, NIPT)

5. **羊水 穿刺** [yángshuǐ chuāncì] 양수천자(amniocentesis, amniotic fluid test, AFT)

6. **概率** [gàilǜ] 확률

동사 뒤에 결과보어를 사용하면, 의미가 좀 더 분명하고, 구체적이 됩니다. 결과보어로 사용되는 단어는 好, 成, 光, 在, 上, 见 등등 많이 있습니다.

我 做 了。
Wǒ zuò le.
나는 했다.

我 做完 了。
Wǒ zuò wán le.
나는 완료했다.

我 做好 了。
Wǒ zuò hǎo le.
나는 잘했다.

검사실에 가서 혈액채취를 할게요.

我 去 化验室 抽血。
Wǒ qù huàyànshì chōuxiě.

丽丽: 好 的, 我 去 化验室 抽血。
Lìli: Hǎo de, wǒ qù huàyànshì chōuxiě.

医生: 结果 一 出来 就 会 给 你 发 短信。
Yīshēng: Jiéguǒ yì chūlái jiù huì gěi nǐ fā duǎnxìn.

4 周 后 见。
4 zhōu hòu jiàn.

丽丽: 4 周 后 见。
Lìli: 4 zhōu hòu jiàn.

리리: 네, 검사실에 가서 혈액채취를 할게요.

의사: 결과 나오자마자 문자를 보내드리겠습니다.

4주 후에 봬요.

리리: 4주 후에 봬요.

1. 抽血 [chōuxiě] 동사 피를 뽑다.

2. 结果 [jiéguǒ] 동사 열매가 맺다.

3. 一..., 就...[yī... jiù...] ~하자마자, 바로 ~하다.

4. 发 [fā] 동사 보내다. 부치다. 교부하다.

5. 短信 [duǎnxìn] 명사 (휴대폰으로 발송하는 문자, 그림 등)메시지

"一... 就..."는 "~하자마자 바로 ~하다"는 앞 동작이 발생한 후 바로 뒤 동작이 발생하는 상황을 표현하는 것으로 중국어에서 아주 많이 사용됩니다.

一 看 书 就 犯困。
Yì kàn shū jiù fànkùn.
책을 보자마자 졸리다.

一 下课 就 玩儿。
Yì xiàkè jiù wánr.
수업이 끝나자마자 논다.

一 下课 就 回家。
Yì xiàkè jiù huíjiā.
수업이 끝나자마자 집에 온다.

会话46

임신 20주 3일

妊娠20周3天
Rènshēn 20 zhōu 3 tiān

(妊娠20周3天 丽丽 来 了。)
(Rènshēn 20 zhōu 3 tiān Lìli lái le.)

丽丽: 上 次 整合 产前 筛查 结果 是 低 风险, 挺 好 的。
Lìli: Shàng cì zhěnghé chǎnqián shāichá jiéguǒ shì dī fēngxiǎn, tǐng hǎo de.

医生: 太 好 了。妊娠20周3天 的 孕妇 能 感到 胎动 了。
Yīshēng: Tài hǎo le. Rènshēn 20 zhōu 3 tiān de yùnfù néng gǎndào tāidòng le.

你 也 能 感到 胎动 了 吗?
Nǐ yě néng gǎndào tāidòng le ma?

丽丽: 能, 我 偶尔 能 感到 胎动。
Lìli: Néng, wǒ ǒu'ěr néng gǎndào tāidòng.

(임신 20주 3일에 리리가 왔음)

리리: 지난번 통합산전검사결과는 저위험이에요, 정말 다행이에요.

의사: 잘됐네요, 임신 20주 3일에는 태동을 느낄 수 있습니다.

태동을 느꼈나요?

리리: 네, 간혹 태동이 느껴져요.

1. 上次 [shàng cì] 지난번

2. 挺 [tǐng] 형용사 특출하다. 부사 매우, 아주

3. 挺好 [tǐnghǎo] 매우 좋다.

4. 胎动 [tāidòng] 명사,동사 태동(하다)

5. 偶尔 [ǒu'ěr] 부사 간혹, 이따금, 때때로

6. 感到 [gǎndào] 동사 느끼다. 생각하다. 느껴지다.

注释

결과보어 "到"는 목적달성을 강조하는 표현입니다. "到"의 여러가지 표현을 보겠습니다.

1. 목적달성을 표현합니다.

我 买到 了 一 件 衣服。
Wǒ mǎidào le yí jiàn yīfu.
나는 옷을 샀다.

我 找到 了 一 个 小狗。
Wǒ zhǎodào le yí gè xiǎogǒu.
나는 강아지를 찾았다.

2. 동작이 어느 지점에 도달한 경우를 표현합니다.

今天 学到 第五 课 了。
Jīntiān xuédào dìwǔ kè le.
오늘 5과까지 배웠다.

今天 跑到 七 层 了。
Jīntiān pǎodào qī céng le.
오늘 뛰어서 7층까지 도달했다.

3. 동작이 어떤 시점에 도달한 경우를 표현합니다.

我 一直 睡到 早上 9点。
Wǒ yìzhí shuìdào zǎoshang 9 diǎn.
아침 9시까지 잤다.

我 一直 复习到 晚上 12点。
Wǒ yìzhí fùxídào wǎnshang 12 diǎn.
밤 12시까지 공부했다.

会话47

코로나바이러스

新冠 病毒
Xīnguān bìngdú

丽丽: 医生, 现在 新冠 病毒 这么 厉害, 我 该 怎么 预防 呢?
Lili: Yīshēng, xiànzài xīnguān bìngdú zhème lìhai, wǒ gāi zěnme yùfáng ne?

医生: 我 也 很 担心。
Yīshēng: Wǒ yě hěn dānxīn.

外出 时 一定 要 戴 口罩; 勤 洗手, 每次 要 洗 30 秒 以上;
Wàichū shí yídìng yào dài kǒuzhào; qín xǐshǒu, měicì yào xǐ 30 miǎo yǐshàng;

不 要 去 人 多 的 地方; 房间里 要 经常 换气 等等。
Bú yào qù rén duō de dìfang; fángjiānli yào jīngcháng huànqì děng děng.

这样 应该 能 预防 吧?
Zhèyàng yīnggāi néng yùfáng ba?

리리: 의사선생님, 요새 코로나바이러스가 너무 심각한데, 어떻게 예방하나요?

의사: 저도 걱정됩니다.

외출 시 마스크 꼭 하기, 30초 이상 손 열심히 씻기,

사람들 많은 곳에 안 가기, 방안에 환기 자주 시키기 등등.

이렇게 하면 예방되지 않을까요?

1. 新冠 病毒 [xīnguān bìngdú] 코로나바이러스(Corona Virus)

2. 预防 [yùfáng] 명사,동사 예방(하다)

3. 外出 [wàichū] 동사 외출하다.

4. 口罩 [kǒuzhào] 명사 마스크

5. 勤 [qín] 형용사 부지런하다. 근면하다.

6. 洗手 [xǐshǒu] 동사 손을 씻다.

7. 秒 [miǎo] 양사 (시간, 각도, 경위도 따위의 단위로서의) 초

8. 人 [rén] 명사 사람, 인간

9. 地方 [dìfang] 명사 그 지방, 그 곳

10. 房间 [fángjiān] 명사 방

11. 换气 [huànqì] 동사 환기하다. 환기시키다.

注释

"这么"는 "이렇게" 뜻으로 성질, 상태, 정도를 나타냅니다.

今天 的 雪, 怎么 这么 多 呢?
Jīntiān de xuě, zěnme zhème duō ne?
오늘은 왜 이렇게 눈이 많이 오는 걸까요?

这么 好 的 车。
Zhème hǎo de chē.
이렇게 좋은 차.

会话48

태아의 체중은 얼마나 되나요?

胎儿 的 体重 是 多少?
Tāi'ér de tǐzhòng shì duōshao?

医生: 从 妊娠 中期, 通过 测量 双顶径(BPD)、头围(HC)、腹围
(AC)、股骨长(FL)、能 推算 胎儿 的 体重(EBW)。
Yīshēng: Cóng rènshēn zhōngqī, tōngguò cèliáng shuāngdǐngjìng,
tóuwéi, fùwéi, gǔgǔcháng, néng tuīsuàn tāi'ér de tǐzhòng.

丽丽: 胎儿 的 体重 是 多少?
Lìli: Tāi'ér de tǐzhòng shì duōshao?

医生: 胎儿 的 体重(EBW) 380 克(g)。
Yīshēng: Tāi'ér de tǐzhòng 380 kè.

의사: 임신중기부터 태아의 두경부지름, 머리둘레, 복부둘레, 대퇴골길이를
재서 태아의 체중을 추산할 수 있습니다.

리리: 태아의 체중은 얼마나 되나요?

의사: 태아의 체중은 380 g이네요.

1. 多少 [duōshao] 대명사 얼마, 몇

2. 妊娠 中期 [rènshēn zhōngqī] 임신중기

3. 通过 [tōngguò] 개사 ~거쳐, ~통해서

4. 测量 [cèliáng] 명사, 동사 측량(하다)

5. 双顶径 [shuāngdǐngjìng] 두경부지름(biparietal diameter, BPD)

6. 头围 [tóuwéi] 두위, 머리둘레(head circumference, HC)

7. 腹围 [fùwéi] 복위, 배둘레(abdominal circumference, AC)

8. 股骨 [gǔgǔ] 명사 대퇴골

9. 长 [cháng] 명사 길이

10. 股骨长 [gǔgǔcháng] 대퇴부뼈길이, 장골길이(femur length, FL)

"多少"는 수량이 10 이상의 숫자를 물을 때 사용합니다. 숫자가 10 이하일 때는 "几"로 묻습니다. "几"로 물을 때는 뒤에 양사가 꼭 있어야 합니다. "多"는 보통 높이 길이 무게 나이 등의 구체적인 숫자를 물을 때 사용합니다. "多" 뒤에 단음절형용사가 따라옵니다.

"多少"	他 的 学校 有 多少 学生? Tā de xuéxiào yǒu duōshao xuésheng? 그의 학교에는 몇 명의 학생이 있나요?	这个 西瓜 多少 钱? Zhège xīguā duōshao qián? 이 수박은 얼마예요?
"几"	你 有 几 个 弟弟? Nǐ yǒu jǐ gè dìdi? 너는 몇 명의 동생이 있나요?	去 颐和园 坐 几 路 车? Qù yíhéyuán zuò jǐ lù chē? 이화원에 가려면 몇 번 차를 타나요?
"多"	他 多 高? Tā duō gāo? 그의 키는?	他 多 大? Tā duō dà? 그는 몇살?
	那条 线 有 多 长? Nàtiáo xiàn yǒu duō cháng? 그 실의 길이는?	这 条 鱼 有 多 重? Zhè tiáo yú yǒu duō zhòng? 이 물고기의 무게는?

会话49

会话 50

철분제 먹어야 되나요?

要 吃 铁粉剂 吗?
Yào chī tiěfěnjì ma?

医生: 胎儿 长 得 很 好。
Yīshēng: Tāi'ér zhǎng de hěn hǎo.

丽丽: 好 的。要 吃 铁粉剂 吗?
Lìli: Hǎo de. Yào chī tiěfěnjì ma?

医生: 要 吃。从 妊娠20周 开始 一定 要 服用 铁粉剂。
Yīshēng: Yào chī. Cóng rènshēn 20 zhōu kāishǐ yídìng yào fúyòng
tiěfěnjì.

你 在 服用 铁粉剂 吗?
Nǐ zài fúyòng tiěfěnjì ma?

의사: 태아는 잘 컸습니다.

리리: 네. 철분제를 먹어야 되나요?

의사: 먹어야 합니다. 임신 20주부터 철분제를 꼭 복용해야 합니다.

철분제를 복용하고 있나요?

1. 服用 [fúyòng] 동사 (약을)먹다.

2. 铁粉剂 [tiěfěnjì] 철분제

"营养素 Yíngyǎngsù**" 영양소 1**

维生素B群 Wéishēngsù B qún 비타민B군	维生素C Wéishēngsù C 비타민C	维生素D Wéishēngsù D 비타민D
铁 Tiě 철	钙 Gài 칼슘	钾 Jiǎ 칼륨
磷酸 Línsuān 인	叶酸 Yèsuān 엽산	碘 Diǎn 요오드

会话50

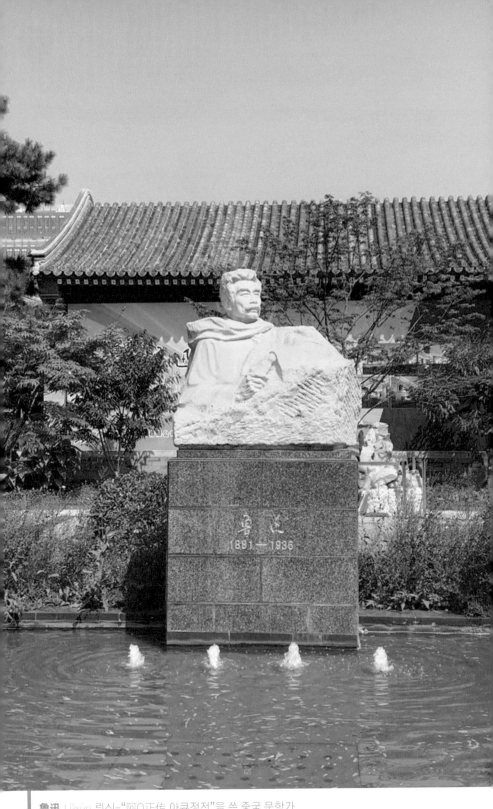

鲁迅 Lǔxùn 뤼신–"阿Q正传 아큐정전"을 쓴 중국 문학가

【会话51-60】

【会话51】 常常 会 消化 不良。
Chángcháng huì xiāohuà bùliáng.
자주 소화불량이 돼요.

【会话52】 妊娠期 糖尿病(GDM) 筛查。
Rènshēnqī tángniàobìng shāichá.
임신성당뇨병선별검사

【会话53】 需要 提前 做 准备。
Xūyào tíqián zuò zhǔnbèi.
사전에 준비가 필요합니다.

【会话54】 要 喝 50 克 的 葡萄糖。
Yào hē 50 kè de pútáotáng.
50 g 포도당을 마셔야 합니다.

【会话55】 妊娠24周3天
Rènshēn 24 zhōu 3 tiān
임신 24주 3일

【会话56】 血糖 检查完 了 吗?
Xuètáng jiǎncháwán le ma?
혈당검사 하셨어요?

【会话57】 最近 能 经常 感到 胎动 吗?
Zuìjìn néng jīngcháng gǎndào tāidòng ma?
요새 태동은 자주 느끼시나요?

【会话58】 我们 可以 排除 重大 的 先天性 畸形。
Wǒmen kěyǐ páichú zhòngdà de xiāntiānxìng jīxíng.
우리는 중대 선천성기형을 배제할 수 있어요.

【会话59】 出生 后 才 能 知道。
Chūshēng hòu cái néng zhīdào.
출생한 후에나 알 수 있습니다.

【会话60】 按时 服用。
Ànshí fúyòng
제때에 복용하다.

자주 소화불량이 돼요.

常常 会 消化 不良。
Chángcháng huì xiāohuà bùliáng.

丽丽: 是, 每天 都 吃。
Lili: Shì, měitiān dōu chī.

可是 吃完 后, 常常 会 消化 不良。
Kěshì chīwán hòu, chángcháng huì xiāohuà bùliáng.

医生: 有 这样 的 情况, 建议 少量 多 次 食用, 吃 容易 消化 的 食物, 饭 后 要 运动。
Yīshēng: Yǒu zhèyàng de qíngkuàng, jiànyì shǎoliàng duō cì shíyòng, chī róngyì xiāohuà de shíwù, fàn hòu yào yùndòng.

我 相信 你 应该 能 做 得 很 好。
Wǒ xiāngxìn nǐ yīnggāi néng zuò de hěn hǎo.

리리: 네, 매일 먹어요.

그런데 먹고 나면 자주 소화불량이 돼요

의사: 이런 경우는 소량으로 소화 잘 되는 음식을 자주 먹고, 식사 후에 운동을 권합니다.

저는 잘 하실 거라 믿어요.

1. **常常** [chángcháng] 부사 늘, 항상, 수시로

2. **消化** [xiāohuà] 명사,동사 소화(하다)

3. **不良** [bùliáng] 형용사 좋지 않다. 불량하다.

4. **食物** [shíwù] 명사 음식물

5. **建议** [jiànyì] 명사,동사 건의(하다), 제의(하다), 제안(하다)

6. **饭** [fàn] 명사 밥, 식사

7. **相信** [xiāngxìn] 동사 믿다. 신임하다.

"营养素 Yíngyǎngsù**"** 영양소 2

蛋白质	碳水化物	脂肪
Dànbáizhì	Tànshuǐhuàwù	Zhīfáng
단백질	탄수화물	지방

会话 52

임신성당뇨병선별검사

妊娠期 糖尿病(GDM) 筛查。
Rènshēnqī tángniàobìng shāichá.

丽丽: 好 的, 我 会 努力 的。
Lìli: Hǎo de, wǒ huì nǔlì de.

4 周 后 有 什么 检查 呢?
4 zhōu hòu yǒu shénme jiǎnchá ne?

医生: 4 周 后 需要 做 两 项 检查。
Yīshēng: 4 zhōu hòu xūyào zuò liǎng xiàng jiǎnchá.

一 个 是 胎儿 系统 超声 检查, 另 一 个 是 妊娠期 糖尿病(GDM) 筛查。
Yí gè shì tāi'ér xìtǒng chāoshēng jiǎnchá, lìng yí gè shì rènshēnqī tángniàobìng shāichá.

리리: 네, 노력할게요.

4주 후에는 어떤 검사가 있나요?

의사: 4주 후에는 2가지 검사를 해야 합니다.

하나는 정밀초음파검사이고, 다른 하나는 임신성당뇨병선별검사입니다.

116 _ 산부인과 진료실의 중국어 회화

1. 糖尿病 [tángniàobìng] 명사 당뇨병(diabetes mellitus, DM)

2. 妊娠期 糖尿病 [rènshēnqī tángniàobìng] 임신성 당뇨병(gestational diabetes mellitus, GDM)

3. 努力 [nǔlì] 동사 노력하다. 힘쓰다.

4. 项 [xiàng] 양사 가지, 항, 조목, 조항, 단위

5. 另 [lìng] 대명사 다른, 그 밖의, 이외의

6. 一个是…, 另一个是… [yí gè shì…lìng yí gè shì…] 하나는~이고 다른 것은 ~이다.

7. 系统 超声 检查 [xìtǒng chāoshēng jiǎnchá] 계통초음파검사, 정밀초음파검사

注释

"什么" 대표적인 의문대명사로 "무엇"이라는 뜻입니다.

这 是 什么?
Zhè shì shénme?
이게 뭐예요?

你 说 的 是 什么?
Nǐ shuō de shì shénme?
뭐라고 말하셨어요?

你 做 什么 工作?
Nǐ zuò shénme gōngzuò?
너 무슨 일을 하니?

会话52

사전에 준비가 필요합니다.

需要 提前 做 准备。
Xūyào tíqián zuò zhǔnbèi.

医生: 系统 超声 检查 跟 平时 的 一样。
Yīshēng: Xìtǒng chāoshēng jiǎnchá gēn píngshí de yíyàng.

但是, 检查 时间 比较 长。
Dànshì, jiǎnchá shíjiān bǐjiào chǎng.

妊娠期 糖尿病(GDM) 筛查 需要 提前 做 好 准备。
Rènshēnqī tángniàobìng shāichá xūyào tíqián zuò hǎo zhǔnbèi.

丽丽: 要 准备 什么 呢?
Lìli: Yào zhǔnbèi shénme ne?

의사: 정밀초음파검사는 평상시 초음파와 같아요.

그런데 선천성기형을 배제해야 하기 때문에, 검사시간이 좀 깁니다.

임신성당뇨병선별검사는 사전에 준비가 필요합니다.

리리: 무엇을 준비해야 하나요?

1. 提前 [tíqián] 동사 (예정된 시간이나 기한을)앞당기다.

2. 准备 [zhǔnbèi] 동사 준비하다.

3. 平时 [píngshí] 명사 보통 때, 평소. 여느 때

4. 时间 [shíjiān] 명사 어떤 시각과 시각의 사이, 시간, 동안

5. 比较 [bǐjiào] 부사 비교적

6. 长 [cháng] 형용사 길다.

注释

"跟"은 개사로서 "~와 함께" "~와(비교하여) " 등의 뜻이 있습니다.

我 每天 跟 我妹 一起 上班。
Wǒ měitiān gēn wǒ mèi yìqǐ shàngbān.
나는 매일 여동생과 같이 출근한다.

今天 的 天气 跟 昨天 的 一样。
Jīntiān de tiānqì gēn zuótiān de yíyàng.
오늘 날씨는 어제와 같다.

会话53

50 g 포도당을 마셔야 합니다.

要 喝 50 克 的 葡萄糖。
Yào hē 50 kè de pútáotáng.

医生: 今天 给 你 一 瓶 50 克(g) 的 葡萄糖。
Yīshēng: Jīntiān gěi nǐ yì píng 50 kè de pútáotáng.

4 周 后 来 的 时候, 抽血 前 一 个 小时 要 把 它 喝 了。
4 zhōu hòu lái de shíhou, chōuxiě qián yí gè xiǎoshí yào bǎ tā hē le.

丽丽: 结果 异常 的 话, 怎么办?
Lìli: Jiéguǒ yìcháng de huà, zěnmebàn?

医生: 那时, 用 100 克(g) 葡萄糖 再 做 筛查。
Yīshēng: Nàshí, yòng 100 kè pútáotáng zài zuò shāichá.

의사: 오늘 50 g 포도당 1병을 드립니다.

4주 후 내원할 때, 혈액채취 한 시간 전에 이 포도당을 마셔야 합니다.

리리: 검사 결과에 이상이 있으면 어떻게 하나요?

의사: 그때는 100 g 포도당으로 다시 검사해야 합니다.

1. 葡萄糖 [pútáotáng] 명사 포도당

2. 一瓶 [yì píng] 한 병

3. 时候 [shíhou] 명사 때, 시각, 무렵

4. 抽血 [chōuxiě] 동사 피를 뽑다.

5. 异常 [yìcháng] 형용사 이상하다. 정상이 아니다.

약과 관련된 단위를 표현하는 양사를 살펴보겠습니다.

一 片
yí piàn
한 알

一 粒
yì lì
한 알

一 颗
yì kē
한 알(작은 알갱이, 약 한 알)

一 丸
yì wán
한 알(동그란 약, 과거 한약으로 만든 환약)

一 盒
yì hé
한 통(작은 통)

一 滴
yì dī
한 방울(안약)

会话54

임신 24주 3일

妊娠24周3天
Rènshēn 24 zhōu 3 tiān

丽丽: 是 吗? 希望 没有 异常。
Lìli: Shì ma? Xīwàng méiyǒu yìcháng.

医生: 我 也 是, 4 周 后 见。
Yīshēng: Wǒ yě shì, 4 zhōu hòu jiàn.

(妊娠24周3天 丽丽 来 了。)
(Rènshēn 24 zhōu 3 tiān Lìli lái le.)

丽丽: 好 久 不 见。
Lìli: Hǎo jiǔ bú jiàn.

医生: 身体 怎么样?
Yīshēng: Shēntǐ zěnmeyàng?

리리: 그래요? 이상이 없었으면 좋겠어요.

의사: 저도요. 4주 후에 봬요.

(임신 24주 3일에 리리가 왔음)

리리: 안녕하세요.

의사: 컨디션 어떠세요?

1. 希望 [xīwàng] 동사 희망하다. 명사 희망

2. 好久 [hǎojiǔ] 명사 (꽤) 오랫동안

3. 好久不见 [hǎo jiǔ bú jiàn] 안녕하세요. 오랜만입니다.

4. 身体 [shēntǐ] 명사 신체, 몸, 건강

5. 身体 怎么样 [shēntǐ zěnmeyàng] 건강은 어떠세요? 컨디션은 어떠세요?

오랜만에 만났을 때 많이 사용하는 인사 표현을 살펴보겠습니다.

好久不见。
Hǎo jiǔ bú jiàn.
오랜만입니다.

最近 怎么样?
Zuìjìn zěnmeyàng?
요즘 어떠세요?

过 得 怎么样?
Guò de zěnmeyàng?
어떻게 지내세요?

最近 身体 怎么样?
Zuìjìn shēntǐ zěnmeyàng?
요즘 건강은 어떠세요?

会话55

혈당검사 하셨어요?

血糖 检查完 了 吗?
Xuètáng jiǎncháwán le ma?

丽丽: 最近 身体 很 好。
Lìli: Zuìjìn shēntǐ hěn hǎo.

医生: 血糖 检查完 了 吗?
Yīshēng: Xuètáng jiǎncháwán le ma?

丽丽: 已经 做完 了。
Lìli: Yǐjīng zuòwán le.

医生: 好 的。结果 出来 了, 是 阴性。
Yīshēng: Hǎo de. Jiéguǒ chūlái le, shì yīnxìng.

리리: 요새 컨디션 좋아요.

의사: 혈당검사 하셨어요?

리리: 이미 검사했어요.

의사: 네, 결과가 나왔네요, 음성입니다.

1. 血糖 [xuètáng] 명사 혈당

2. 完 [wán] 동사 완성하다. 끝마치다.

3. 最近 [zuìjìn] 명사 최근, 요즈음

4. 阴性 [yīnxìng] 명사 음성(negative)

배웅할 때 하는 인사 표현에 대해 살펴보겠습니다.

一 路 顺风
Yílù shùnfēng
편안히 가세요.

路上 小心
Lùshang xiǎoxīn
조심히 가세요.

一 路 平安
Yílù píngān
편안히 가세요.

保重
Bǎozhòng
몸조심하세요.

慢走
Mànzǒu
조심히 가세요(천천히 가세요).

留步
Liúbù
나오지 마세요.

会话56

요새 태동은 자주 느끼시나요?

最近 能 经常 感到 胎动 吗?
Zuìjìn néng jīngcháng gǎndào tāidòng ma?

 医生: 即使 是 阴性, 也 不要 吃 太多 甜 的。
Yīshēng: Jíshǐ shì yīnxìng, yě bú yào chī tài duō tián de

 丽丽: 好 的。
Lìli: Hǎo de.

 医生: 最近 能 经常 感到 胎动 吗?
Yīshēng: Zuìjìn néng jīngcháng gǎndào tāidòng ma?

 丽丽: 能, 每天 胎儿 玩儿 得 很 好。
Lìli: Néng. Měitiān tāi'ér wánr de hěn hǎo.

 의사: 설령 음성이라고 해도 단 것을 많이 드시면 안됩니다.

 리리: 네.

의사: 요새 태동은 자주 느끼시나요?

리리: 네, 태아가 매일 잘 놀아요.

1. 经常 [jīngcháng] 부사 늘, 항상, 언제나, 자주

2. 即使 [jíshǐ] 접속사 설령 ~하더라도(할지라도)

3. 即使..., 也... [jíshǐ..., yě...] 설령 ~일지라도 ~하다.

4. 甜 [tián] 형용사 (맛이)달다.

5. 甜的 [tián de] 단 것

6. 玩儿 [wánr] 동사 놀다. 여가를 즐기다.

注释

"即使" 접속사로서 "설령 ~할 지라도"의 뜻으로 "也" "还"등과 함께 쓰입니다.

明天 即使 下雪, 咱们 也 出发。
Míngtiān jíshǐ xiàxuě, zánmen yě chūfā.
설령 내일 눈이 와도, 우리는 출발할 것이다.

即使 是 做 小事, 也 不能 含糊。
Jíshǐ shì zuò xiǎoshì, yě bùnéng hánhú.
설령 작은 일을 하더라도, 소홀히 하면 안 될 것이다.

会话57

우리는 중대 선천성기형을 배제할 수 있어요.

我们 可以 排除 重大 的 先天性 畸形。

Wǒmen kěyǐ páichú zhòngdà de xiāntiānxìng jīxíng.

(丽丽 胎儿 系统 超声 检查 已经 做完 了。)
(Lili tāi'ér xìtǒng chāoshēng jiǎnchá yǐjīng zuòwán le.)

医生: 结果 出来 了。
Yīshēng: Jiéguǒ chūlái le.

胎儿 也 没有 异常。
Tāi'ér yě méiyǒu yìcháng.

根据 这个 结果, 我们 可以 排除 先天性 心脏病、脊柱裂 等 重大 畸形。
Gēnjù zhège jiéguǒ, wǒmen kěyǐ páichú xiāntiānxìng xīnzàngbìng, jǐzhùliè děng zhòngdà jīxíng.

(리리는 정밀초음파검사를 이미 마쳤음)

의사: 결과가 나왔습니다.

태아는 이상이 없습니다.

이 결과를 근거로 우리는 선천성심장병, 척추뼈갈림증 등 중대 기형을 배제할 수 있습니다.

生词

1. 排除 [páichú] 동사 (장애를)제거하다. 배제하다.

2. 重大 [zhòngdà] 형용사 중대하다. 크다.

3. 先天 [xiāntiān] 명사, 형용사 선천(적인)

4. 畸形 [jīxíng] 명사 기형 형용사 기형적인, 비정상적인

5. 先天性 畸形 [xiāntiānxìng jīxíng] 선천성기형 (congenital abnormality)

6. 根据 [gēnjù] 동사 근거하다. 의거하다. 따르다.

7. 心脏病 [xīnzàngbìng] 명사 심장병

8. 脊柱 [jǐzhù] 명사 척주

9. 裂 [liè] 동사 갈라지다. 쪼개지다. 트다.

10. 脊柱裂 [jǐzhùliè] 척추뼈 갈림증 (spina bifida)

 注释

간식과 관련된 중국어 명칭을 살펴보겠습니다.

点心、零食
Diǎnxīn, Língshí
간식

月饼
Yuèbǐng
월병

糖葫芦
Tánghúlu
탕후루

煎饼
Jiānbǐng
전병

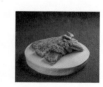

饼干
Bǐnggān
과자

冰激淋
Bīngjīlín
아이스크림

会话58

会话 59

出생한 후에나 알 수 있습니다.

出生后才能知道。
Chūshēng hòu cái néng zhīdào.

医生: 但是, 不能说 百分 之 百 都 没有 异常。
Yīshēng: Dànshì, bù néng shuō bǎifēn zhī bǎi dōu méiyǒu yìcháng.

胎儿 到底 是否 正常, 出生 后 才 能 知道。
Tāi'ér dàodǐ shìfǒu zhèngcháng, chūshēng hòu cái néng zhīdào.

丽丽: 清楚 了。
Lìli: Qīngchu le.

医生: 这周 胎儿 的 体重(EBW) 700 克(g), 胎心 博动(FHR) 144。
Yīshēng: Zhèzhōu tāi'ér de tǐzhòng 700 kè, tāixīn bódòng 144.

의사: 그런데, 100% 다 이상 없다고 말할 수는 없어요.

태아의 이상이 유무는 출생한 후에나 알 수 있습니다.

리리: 알겠어요.

의사: 요번 주 태아의 체중은 700 g이고, 심박동은 144입니다.

1. 出生 [chūshēng] 명사, 동사 출생(하다)

2. 才 [cái] 부사 에야, ~에야 비로소

3. 知道 [zhīdào] 동사 알다. 이해하다. 깨닫다.

4. 百分之百 [bǎifēn zhī bǎi] 백퍼센트, 100% 중 100

5. 到底 [dàodǐ] 부사 도대체

6. 是否 [shìfǒu] ~인지 아닌지

7. 清楚 [qīngchu] 형용사 분명하다. 정확하다. 정확하게 이해하다.

注释 ────

"到底"는 마침내, 도대체 ~란 말인가, 아무래도, 끝까지 하다 등의 뜻을 표현합니다.

这个 问题 到底 解决 了。
Zhège wèntí dàodǐ jiějué le.
저 문제를 마침내 해결했다.

你 到底 为什么 没 来?
Nǐ dàodǐ wèishéme méi lái?
도대체 너는 왜 안 온 거니?

到底 还是 秋天 好。
Dàodǐ háishì qiūtiān hǎo.
아무래도 가을 날씨가 좋다.

努力 到底。
Nǔlì dàodǐ.
노력을 끝까지 하다.

会话59

제때에 복용하다.

按时 服用。
Ànshí fúyòng

 医生: 胎儿 长 得 很 好。
Yīshēng: Tāi'ér zhǎng de hěn hǎo.

孕妇 的 血压、体重、体温 很 正常。
yùnfù de xuèyā, tǐzhòng, tǐwēn hěn zhèngcháng.

在 按时 服用 铁粉剂 吗? 消化 不良 怎么样 了?
Zài ànshí fúyòng tiěfěnjì ma? Xiāohuà bùliáng zěnmeyàng le?

 丽丽: 按时 吃着。消化 好多 了。
Lìli: Ànshí chīzhe. Xiāohuà hǎoduō le.

의사: 태아는 잘 크고 있어요.

산모의 혈압, 체중, 체온은 정상입니다.

철분제는 제때에 복용 중인가요? 소화불량은 어떠세요?

리리: 제때에 먹고 있어요. 소화도 좋아졌어요.

生词 ————————————————

1. 按时 [ànshí] 부사 제때에, 규정된 시간대로

2. 孕妇 [yùnfù] 명사 임부

3. 消化 [xiāohuà] 명사,동사 소화(하다)

注释 ————————————————

약 복용방법에 관련된 표현입니다.

1. **每次 2片, 一 日 3次, 饭 后 30 分钟 服用。**
   Měicì 2 piàn, yí rì 3 cì, fàn hòu 30 fēnzhōng fúyòng.
   매회 2알, 매일 3번, 식사 후 30분에 복용하세요.

2. **空腹 服用 吧。**
   Kōngfù fúyòng ba.
   공복에 복용하세요.

3. **每天 同一 时间 服用。**
   Měitiān tóngyī shíjiān fúyòng.
   매일 같은 시간에 복용하세요.

4. **每天 饭 前 服用。**
   Měitiān fàn qián fúyòng.
   식사 전에 복용하세요.

5. **每次 1袋, 一 日 3次 服用。**
   Měi cì 1 dài, yí rì 3 cì fúyòng.
   매회 한 포씩, 하루 3회 복용하세요.

会话60

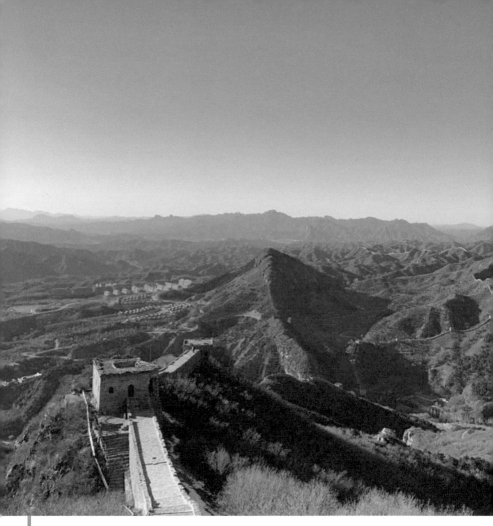

司马台长城 Sīmǎtái chángchéng 사마타이 만리장성

【会话61】 提供 胎儿 外形 的 立体 信息。
Tígōng tāi'ér wàixíng de lìtǐ xìnxī.
태아 외형의 입체 정보를 제공합니다.

【会话62】 妊娠28周3天
Rènshēn 28 zhōu 3 tiān
임신 28주 3일

【会话63】 没有 发现 胎儿 外形 上 的 异常。
Méiyǒu fāxiàn tāi'ér wàixíng shang de yìcháng.
태아 외형상의 이상은 발견되지 않습니다.

【会话64】 你 得 去 报名 参加 孕妇 教室 课程。
Nǐ děi qù bàomíng cānjiā yùnfù jiàoshì kèchéng.
산모교실 과정에 등록하세요.

【会话65】 去 旅行。
Qù lǚxíng.
여행 가다.

【会话66】 游玩 的 时候, 要 注意 安全。
Yóuwán de shíhou, yào zhùyì ānquán.
놀 때 안전에 주의하십시오.

【会话67】 妊娠32周3天
Rènshēn 32 zhōu 3 tiān
임신 32주 3일

【会话68】 害怕 会 早产。
Hàipà huì zǎochǎn.
조산일까 봐 걱정돼요.

【会话69】 你 辛苦 了。
Nǐ xīnkǔ le.
고생하셨습니다.

【会话70】 现在 没有 早产 的 迹象。
Xiànzài méiyǒu zǎochǎn de jìxiàng.
현재 조산기는 없습니다.

태아 외형의 입체 정보를 제공합니다.

提供 胎儿 外形 的 立体 信息。
Tígōng tāi'ér wàixíng de lìtǐ xìnxī.

医生: 那 挺 好。
Yīshēng: Nà tǐng hǎo.

4 周 后 要 做 三维 超声(3D-US) 检查。
4 zhōu hòu yào zuò sānwéi chāoshēng jiǎnchá.

三维 超声(3D-US) 成像 可以 提供 胎儿 外形 的 立体 信息。
Sānwéi chāoshēng chéngxiàng kěyǐ tígōng tāi'ér wàixíng de lìtǐ xìnxī.

丽丽: 要 预约 吗?
Lìli: Yào yùyuē ma?

의사: 그거 좋네요.

4주 후 입체초음파검사를 해야 해요.

입체초음파 형상은 태아외형의 입체정보를 제공합니다.

리리: 예약해야 하나요?

1. 提供 [tígōng] 동사 제공하다.

2. 外形 [wàixíng] 명사 외형

3. 立体 [lìtǐ] 명사 (공간적 의미의)입체

4. 信息 [xìnxī] 명사 정보, 소식, 기별, 뉴스

5. 三维 [sānwéi] 명사 3D

6. 三维 超声 [sānwéi chāoshēng] 3차원초음파, 입체초음파(3D-US)

7. 成像 [chéngxiàng] 동사 영상을 형성하다. 명사 영상, 형상

8. 预约 [yùyuē] 명사,동사 예약(하다)

"预约" vs "预订"

1. "预约"는 "(서비스, 시간 등을)예약하다."의 뜻입니다.

预约 挂号。
Yùyuē guàhào.
진료를 예약하다.

预约 采访。
Yùyuē cǎifǎng.
인터뷰를 예약하다.

2. "预订"는 "(숙박 연회 차표 등의 자리를)예약하다."의 뜻입니다.

预订 火车票。
Yùdìng huǒchēpiào.
기차표를 예약하다.

座位 已经 预订 一空 了。
Zuòwèi yǐjīng yùdìng yìkōng le.
자리가 이미 다 예약되어 없다.

임신 28주 3일

妊娠28周3天
Rènshēn 28 zhōu 3 tiān

 医生: 要 预约。
Yīshēng: Yào yùyuē.

 丽丽: 好 的。4 周 后 见。
Lìli: Hǎo de. 4 zhōu hòu jiàn.

(妊娠28周3天 丽丽 来 了。已经 做完 三维 超声 检查 了。)
(Rènshēn 28 zhōu 3 tiān Lìli lái le. Yǐjīng zuòwán sānwéi chāoshēng jiǎnchá le.)

 医生: 过 得 怎么样?
Yīshēng: Guò de zěnmeyàng?

 丽丽: 胎动 越 来 越 多, 起夜 也 越 来 越 频繁, 总 想 小
便。
Lìli: Tāidòng yuè lái yuè duō, qǐyè yě yuè lái yuè pínfán, zǒng xiǎng
xiǎobiàn.

 의사: 예약해야 해요.

리리: 네. 4주 후에 뵐게요.

(임신 28주 3일에 리리가 왔음. 입체초음파 검사를 이미 하였음)

의사: 어떠셨어요?

리리: 태동은 점점 많아지고, 밤에 자주 깨고, 계속 소변이 마려워요.

1. **起夜** [qǐyè] 동사 밤에 대소변을 보러 일어나다.

2. **频繁** [pínfán] 형용사 잦다. 빈번하다.

3. **总** [zǒng] 형용사 전부의, 전면적인

4. **想** [xiǎng] 동사 생각하다.

5. **小便** [xiǎobiàn] 명사,동사 소변(보다), 오줌(누다), 소변이 마렵다.

注释

"也"는 부사로서 동사 앞에 배치하여 앞 절에 내용과 같다는 표현입니다.

她 是 孕妇, 我 也 是 孕妇。
Tā shì yùnfù, wǒ yě shì yùnfù.
그녀는 산모이고, 나도 산모이다.

他 下班, 我 也 下班。
Tā xiàbān, wǒ yě xiàbān.
그는 퇴근하고, 나도 퇴근한다.

会话**62**

태아 외형상의 이상은 발견되지 않습니다.

没有 发现 胎儿 外形 上 的 异常。
Méiyǒu fāxiàn tāi'ér wàixíng shang de yìcháng.

丽丽: 太 累 了。
Lìli: Tài lèi le.

医生: 辛苦 了, 胎儿 发育 很 好, 加油 吧。
Yīshēng: Xīnkǔ le, tāi'ér fāyù hěn hǎo, jiāyóu ba.

胎儿 的 体重(EBW) 1,130 克(g), 胎心 博动(FHR) 150。
Tāi'ér de tǐzhòng 1,130 kè, tāixīn bódòng 150.

三维 超声 检查(3D-US) 也 没有 发现 胎儿 外形 上 的 异常。
Sānwéi chāoshēng jiǎnchá yě méiyǒu fāxiàn tāi'ér wàixíng shang de yìcháng.

리리: 너무 힘들어요.

의사: 고생 많습니다, 태아 발육은 좋으니 힘내세요.

태아의 체중은 1,130 g, 심박동은 150이에요.

입체초음파검사에서도 태아 외형상의 이상은 발견되지 않습니다.

1. 太 [tài] 부사 지나치게, 몹시, 너무

2. 累 [lèi] 형용사 지치다. 피로하다.

3. 辛苦 [xīnkǔ] 형용사 고생스럽다. 수고롭다. 고되다.

4. 发育 [fāyù] 명사, 동사 발육(하다)

5. 加油 [jiāyóu] 동사 힘을 (더)내다. 격려하다. 응원하다. 화이팅!

6. 发现 [fāxiàn] 명사, 동사 발견(하다)

"没有"는 "없다"라는 뜻 외 다른 뜻도 있습니다.

없다.	我 没有 书。 Wǒ méiyǒu shū. 책이 없다.		我 没有 食欲。 Wǒ méiyǒu shíyù. 식욕이 없다.
아니다.	A: 你 生气 了 吗? Nǐ shēngqì le ma? 너 화났니?		B: 没有, 没 生气。 Méiyǒu, méi shēngqì. 아니, 화 안났어.
안 했다.	我 没有 吃饭。 Wǒ méiyǒu chīfàn. 나 밥 안 먹었다.		我 没(有) 做 检查。 Wǒ méi(yǒu) zuò jiǎnchá. 나 검사 안 했다.

会话63

산모교실 과정에 등록하세요.

你得去报名参加孕妇教室课程。
Nǐ děi qù bàomíng cānjiā yùnfù jiàoshì kèchéng.

 丽丽: 胎儿 的 脸 真 可爱!
Lìli: Tāi'ér de liǎn zhēn kě'ài.

 医生: 是 啊! 对 了, 这个 医院 有 一 个 孕妇 教室 课程。
Yīshēng: Shì a! Duì le, zhège yīyuàn yǒu yí gè yùnfù jiàoshì
kèchéng.

你 得 去 报名 参加 这个 课程。
Nǐ děi qù bàomíng cānjiā zhège kèchéng.

提前 学习 和 练习 分娩 过程。
Tíqián xuéxí hé liànxí fēnmiǎn guòchéng.

리리: 입체 태아의 얼굴은 너무 귀여워요.

의사: 그래요! 맞다, 이 병원에 산모교실 과정이 있어요.

이 과정에 꼭 등록하세요.

미리 분만과정을 배우고 연습하십시오.

1. 得 [děi] 동사 (마땅히) ~해야 한다(겠다).

2. 报名 [bàoming] 동사 신청하다. 지원하다.

3. 参加 [cānjiā] 동사 (어떤 모임이나 일에)참가하다.

4. 教室 [jiàoshi] 명사 교실

5. 课程 [kèchéng] 명사 (교육)과정, 커리큘럼(curriculum)

6. 孕妇 教室 课程 [yùnfù jiàoshi kèchéng] 산모교실 과정

7. 脸 [liǎn] 명사 얼굴

8. 真 [zhēn] 부사 정말(로), 참으로

9. 可爱 [kě'ài] 형용사 사랑스럽다. 귀엽다.

10. 对了 [duile] 맞다, 아 참(문장의 흐름을 전환시킬 때 사용함)

11. 学习 [xuéxí] 명사,동사 학습(하다), 공부(하다)

12. 练习 [liànxí] 동사 연습하다. 익히다. 명사 연습, 훈련

13. 分娩 [fēnmiǎn] 동사 아기를 낳다. 분만하다. 출산하다.

14. 过程 [guòchéng] 명사 과정

"得"의 3가지 표현을 살펴보겠습니다.

1. 조동사: 得 [děi] (마땅히)...해야 한다.

你 得 复习。
Nǐ děi fùxí.
너는 복습을 해야 한다.

2. 동사: 得 [dé] 얻다. 획득하다.

今天 我 取 得 了 一 个 好 经验。
Jīntiān wǒ qǔ dé le yí gè hǎo jīngyàn.
오늘 나는 좋은 경험을 얻었다.

3. 조사: 得 [de] (정도가) ~하다.
(결과가) ~하다.

她 把 这个 问题 说 得 很 清楚。
Tā bǎ zhège wèntí shuō de hěn qīngchǔ.
그녀는 이 문제를 분명하게 말한다.

会话64

여행 가다.

去 旅行。
Qù lǚxíng.

丽丽: 好 的。我 打算 去 旅行, 两 个 小时 车程, 没 问题 吧?
Lìli: Hǎo de. Wǒ dǎsuàn qù lǚxíng, liǎng gè xiǎoshí chēchéng, méi wèntí ba?

医生: 怎么 去 旅行?
Yīshēng: Zěnme qù lǚxíng?

丽丽: 坐 火车 去。
Lìli: Zuò huǒchē qù.

医生: 坐 两 个 小时 火车 应该 没 问题。
Yīshēng: Zuò liǎng gè xiǎoshí huǒchē yīnggāi méi wèntí.

리리: 네. 여행을 갈 계획인데, 두 시간 거리는 괜찮을까요?

의사: 여행은 어떻게 가시나요?

리리: 기차를 타고 가요.

의사: 두 시간 기차를 타고 가는 것은 괜찮습니다.

生词

1. 旅行 [lǚxíng] 명사, 동사 여행(하다)

2. 打算 [dǎsuàn] 동사 ~하려고 하다. ~할 작정이다.

3. 两个 [liǎnggè] 두 개

4. 小时 [xiǎoshí] 명사 시간

5. 车程 [chēchéng] 명사 (차의)주행 거리

6. 问题 [wèntí] 명사 문제, 질문

7. 怎么 去 [zěnme qù] 어떻게 가나요?

8. 火车 [huǒchē] 명사 기차

9. 坐 火车 [zuò huǒchē] 기차를 타다.

注释

중국어는 교통수단을 이용하는 표현이 다양합니다.

走 路。
Zǒu lù.
걸어가다.

骑 自行车。
Qí zìxíngchē.
자전거를 타다.

骑 摩托车。
Qí mótuōchē.
오토바이를 타다.

开 车。
Kāi chē.
차를 운전하다.

坐 公共汽车。
Zuò gōnggòngqìchē.
버스를 타다.

坐 火车。
Zuò huǒchē.
기차를 타다.

坐 船。
Zuò chuán.
배를 타다.

坐 飞机。
Zuò fēijī.
비행기를 타다.

会话65

놀 때 안전에 주의하십시오.

游玩 的 时候, 要 注意 安全。
Yóuwán de shíhou, yào zhùyì ānquán.

医生: 如果 需要 很 长 时间 的 话, 中途 站起来 活动 活动。
Yīshēng: Rúguǒ xūyào hěn cháng shíjiān de huà, zhōngtú zhànqǐlái huódòng huódòng.

游玩 的 时候, 要 注意 安全。
Yóuwán de shíhou, yào zhùyì ānquán.

丽丽: 明白 了。
Lìli: Míngbai le.

医生: 4 周 后 见。
Yīshēng: 4 zhōu hòu jiàn.

의사: 만약 시간이 길어지면, 도중에 일어나서 활동하세요.

놀 때 안전에 주의하십시오.

리리: 알겠어요.

의사: 4주 후에 봬요.

生词

1. **游玩** [yóuwán] 동사 놀다. 뛰놀다.

2. **注意** [zhùyì] 동사 주의하다. 조심하다.

3. **安全** [ānquán] 명사, 형용사 안전(하다)

4. **中途** [zhōngtú] 명사 중도, 도중

5. **站** [zhàn] 동사 서다. 일어서다.

6. **起来** [qǐlái] 동사 뒤에 붙어 동작이 위로 향함을 나타냄

7. **站起来** [zhànqǐlái] 일어서다.

8. **活动** [huódòng] 동사 운동하다. (몸을)움직이다. 놀리다. 활동하다.

注释

"**世界 知名 旅游 城市** Shìjiè zhīmíng lǚyóu chéngshì" 세계의 유명 여행도시

首尔
Shǒu'ěr
서울

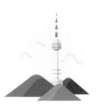

东京
Dōngjīng
동경

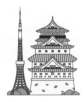

纽约
Niǔyuē
뉴욕

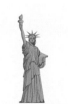

巴黎
Bālí
파리

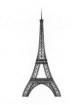

伦敦
Lúndūn
런던

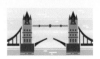

悉尼
Xīní
시드니

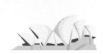

会话**66**

임신 32주 3일

妊娠32周3天
Rènshēn 32 zhōu 3 tiān

(妊娠32周3天 丽丽 来 了。)
(Rènshēn 32 zhōu 3 tiān Lìli lái le.)

医生: 上 次 旅行 怎么样?
Yīshēng: Shàng cì lǚxíng zěnmeyàng?

丽丽: 逛 了 很 多 地方, 玩 得 很 开心。
Lìli: Guàng le hěn duō dìfang, wán de hěn kāixīn.

可 最近 胎动 也 减少 了, 小肚子 也 有点儿 痛。
Kě zuìjìn tāidòng yě jiǎnshǎo le, xiǎodùzi yě yǒudiǎnr tòng.

医生: 严重 吗?
Yīshēng: Yánzhòng ma?

(임신 32주 3일에 리리가 왔음)

의사: 저번 여행은 어떠셨어요?

리리: 여러 곳을 구경도 하고, 재미있게 놀았어요.

그런데 요새 태동도 줄고, 아랫배도 좀 아파요.

의사: 심하세요?

1. 逛 [guàng] 동사 한가롭게 거닐다.

2. 地方 [dìfang] 명사 그 지방, 그 곳

3. 开心 [kāixīn] 동사 기분을 상쾌하게 하다. 형용사 유쾌하다. 즐겁다.

4. 减少 [jiǎnshǎo] 동사 적게 하다. 적어지다. 감소하다.

5. 痛 [tòng] 형용사 아프다.

6. 严重 [yánzhòng] 형용사 중대하다. 심각하다.

"中国 有名 的 城市 Zhōngguó yǒumíng de chéngshì" 중국의 유명 도시

北京	西安	青岛	杭州
Běijīng	Xī'ān	Qīngdǎo	Hángzhōu
북경	서안	청도	항주

昆明	桂林	香港	上海
Kūnmíng	Guìlín	Xiānggǎng	Shànghǎi
콘밍	계림	홍콩	상하이

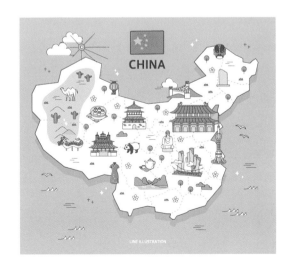

会话67

조산일까 봐 걱정돼요.

害怕 会 早产。
Hàipà huì zǎochǎn.

丽丽: 不 太 严重, 可是 我 害怕 会 早产。
Lìli: Bú tài yánzhòng, kěshì wǒ hàipà huì zǎochǎn.

医生: 先 做 一下 电子 胎心 监护 检查 吧。
Yīshēng: Xiān zuò yíxià diànzǐ tāixīn jiānhù jiǎnchá ba.

(丽丽 做完 后 又 来 了。)
(Lìli zuòwán hòu yòu lái le.)

医生: 检查 时 没 问题 吧?
Yīshēng: Jiǎnchá shí méi wèntí ba?

丽丽: 呼吸 有点儿 不 舒服, 不过 忍受 得 了。
Lìli: Hūxī yǒudiǎnr bù shūfu, búguò rěnshòu de liǎo.

리리: 심하지는 않아요. 그런데 조산일까 봐 걱정돼요.

의사: 그럼 먼저 태아안녕검사부터 해 보겠습니다.

(리리가 마치고 다시 옴)

의사: 검사할 때 불편은 없었습니까?

리리: 숨이 조금 찼지만, 참았어요.

1. **害怕** [hàipà] 동사 두려워하다. 무서워하다.

2. **早产** [zǎochǎn] 명사, 동사 조산(하다) (preterm birth)

3. **电子** [diànzǐ] 명사 전자

4. **胎心** [tāixīn] 태심(태심음)

5. **监护** [jiānhù] 동사 감호하다. 감독보호하다.

6. **电子 胎心 监护 检查** [diànzǐ tāixīn jiānhù jiǎnchá] 태아안녕검사(태동검사) (electronic fetal monitoring)

7. **又** [yòu] 부사 또, 다시, 거듭

8. **不过** [búguò] 접속사 그런데, 그러나

9. **呼吸** [hūxī] 명사, 동사 호흡(하다)

10. **忍受** [rěnshòu] 동사 견디어 내다. 참다. 참다.

注释

"又"는 동작과 상황이 반복되거나 연속되는 것을 표현합니다.

弟弟 又 哭 了。
Dìdi yòu kū le.
동생이 또 울었다.

又 没 带 手册。
Yòu méi dài shǒucè.
또 수첩을 안 가지고 왔다.

会话68

会话 69

고생하셨습니다.

你 辛 苦 了。
Nǐ xīnkǔ le.

医生: 你 辛苦 了。
Yīshēng: Nǐ xīnkǔ le.

下 次 再 不 舒服, 就 请 检查人员 停止 检查, 休息 一下。
Xià cì zài bù shūfu, jiù qǐng jiǎnchárényuán tíngzhǐ jiǎnchá, xiūxi yíxià.

丽丽: 好 的。电子 胎心 监护 结果 怎么样?
Lìli: Hǎo de. Diànzǐ tāixīn jiānhù jiéguǒ zěnmeyàng?

医生: 很 正常, 非常 好。
Yīshēng: Hěn zhèngcháng, fēicháng hǎo.

의사: 고생하셨습니다.

다음에 또 불편하면 검사요원한테 중단해 달라고 부탁하고 쉬세요.

리리: 네, 태아안녕검사 결과는 어때요?

의사: 정상이고 아주 좋습니다.

生词 ——————————————————————————

1. 下次 [xià cì] 다음 번, 이 다음

2. 再 [zài] 부사 재차, 또

3. 请 [qǐng] 동사 요청하다. 청구하다. 부탁하다.

4. 检查人员 [jiǎnchá rényuán] 검사요원

5. 停止 [tíngzhǐ] 동사 정지하다. 중지하다.

6. 休息 [xiūxi] 명사,동사 휴식(하다)

注释 ——————————————————————————

중국어는 정도부사가 매우 발달하였습니다. 그 중 "很、太、非常、特别、极了"등은 모두 "매우, 아주"라는 뜻입니다. 이들의 정도의 차이를 비교해 보겠습니다.
"很 < 非常 < 特别 < 太...了 < 极了" 정도 차이가 강한 순서입니다.
그 외 정도부사로 真、最、挺、十分、有点、比较、过分 등도 있습니다.

会话69

고생하셨습니다. _ 153

현재 조산기는 없습니다.

现在 没有 早产 的 迹象。
Xiànzài méiyǒu zǎochǎn de jìxiàng.

医生: 我 这样 跟 你 说, 结果 是 20 分钟 内 没有 子宫收缩、有 2 次 以上 的 胎动、胎动时 胎心 加速 超过 15 次/分。

Yīshēng: Wǒ zhèyàng gēn nǐ shuō, jiéguǒ shì 20 fēnzhōng nèi méiyǒu zǐgōng shōusuō, yǒu 2 cì yǐshàng de tāidòng, tāidòng shí tāixīn jiāsù chāoguò 15 cì měi fēn.

总之, 现在 没有 早产 的 迹象, 胎儿 非常 健康。
Zǒngzhī, xiànzài méiyǒu zǎochǎn de jìxiàng, tāi'ér fēicháng jiànkāng.

의사: 이것을 설명하자면, 결과는 20분 이내 자궁수축이 없고, 태동이 2회 있고, 태동이 있을 때 심박동이 분당15회 가속되었습니다.

결론적으로, 현재 조산기는 없고, 태아는 건강합니다.

生词

1. 现在 [xiànzài] 명사 지금, 이제, 현재

2. 迹象 [jìxiàng] 명사 기미, 조짐 기색

3. 分钟 [fēnzhōng] 명사 분

4. 子宫 [zǐgōng] 명사 자궁

5. 收缩 [shōusuō] 동사 (물체가)수축하다. 졸아들다.

6. 加速 [jiāsù] 동사 가속하다. 속도를 늘리다.

7. 超过 [chāoguò] 동사 (뒤에 있었던 것이)따라 앞서다. 추월하다.

8. 总之 [zǒngzhī] 접속사 총괄적으로 말해서, 요컨대, 한마디로 말하면(= 总而言之)

9. 健康 [jiànkāng] 명사, 형용사 (몸이)건강(하다)

注释

접속사 "总之"는 "결론적으로 말하면" "요컨대" "아무튼"의 뜻으로 앞 문장을 이어받아, 뒤 문장에서 총괄적인 결론을 내리는 표현입니다.

我、你、他、她, 总之, 都 是 我们 学校 的 学生。
Wǒ, nǐ, tā, tā, zǒngzhī, dōu shì wǒmen xuéxiào de xuésheng.
나, 너, 그, 그녀, 결론적으로 말하면, 모두 우리학교 학생이다.

苹果、桃子、葡萄、利, 总之, 都 是 水果。
Píngguǒ, táozi, pútáo, lí, zǒngzhī, dōu shì shuǐguǒ.
사과, 복숭아, 포도, 배, 요컨대, 모두 과일이다.

不管 天气 怎么 变化, 总之, 我们 一定 要 出发。
Bùguǎn tiānqì zěnme biànhuà, zǒngzhī, wǒmen yídìng yào chūfā.
날씨가 어떻게 변하든 아무튼, 꼭 출발한다.

会话70

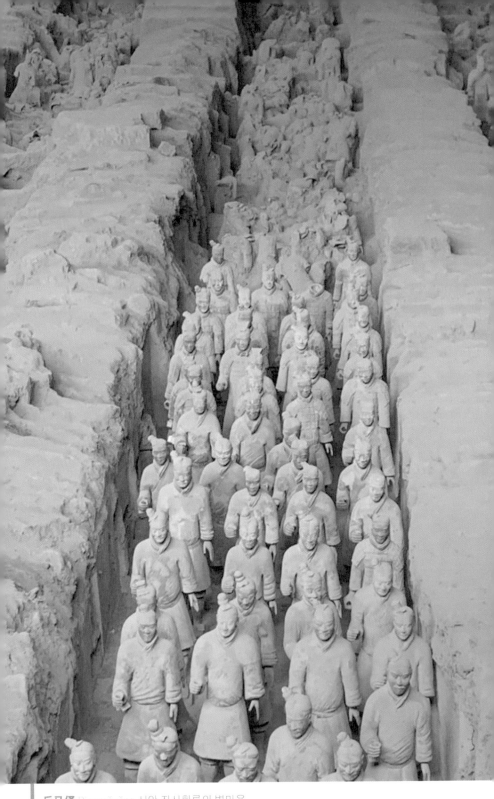

兵马俑 Bingmǎyǒng 서안 진시황릉의 병마용

【会话71】 **再次 出现 同样 的 症状,**
Zàicì chūxiàn tóngyàng de zhèngzhuàng,
같은 증상이 다시 나타나면,

【会话72】 **孕妇 教室 课程 学 得 怎么样?**
Yùnfù jiàoshì kèchéng xué de zěnmeyàng?
산모교실 과정을 배우는 것은 어떠셨습니까?

【会话73】 **健康 的 孕妇 可以 工作 到 临产(labor)。**
Jiànkāng de yùnfù kěyǐ gōngzuò dào línchǎn.
건강한 산모는 출산할 때까지 근무할 수 있습니다.

【会话74】 **妊娠35周3天**
Rènshēn 35 zhōu 3 tiān
임신 35주 3일

【会话75】 **胎位 不 正 啊。**
Tāiwèi bú zhèng a.
태아위치가 바르지 않습니다.

【会话76】 **要 准备 剖宫产(Cesarean section)。**
Yào zhǔnbèi pōugōngchǎn.
제왕절개를 준비해야 합니다.

【会话77】 **希望 变成 头 先露(cephalic presentation)。**
Xīwàng biànchéng tóu xiānlù.
두위로 변하길 바래요.

【会话78】 **我 也 希望 一切 顺利。**
Wǒ yě xīwàng yíqiè shùnlì.
저도 모든 것이 순조롭길 바랍니다.

【会话79】 **妊娠37周3天**
Rènshēn 37 zhōu 3 tiān
임신 37주 3일

【会话80】 **贫血 怎么办?**
Pínxuè zěnmebàn?
빈혈은 어떻게 하지요?

같은 증상이 다시 나타나면,

再次 出现 同样 的 症状,
Zàicì chūxiàn tóngyàng de zhèngzhuàng,

医生: 如果 再次 出现 同样 的 症状, 快 来 医院。
Yīshēng: Rúguǒ zàicì chūxiàn tóngyàng de zhèngzhuàng, kuài lái yīyuàn.

丽丽: 明白 了。
Lìli: Míngbai le.

医生: 这周 胎儿 的 体重(EBW) 2,100 克(g)、胎心 博动(FHR) 145。
Yīshēng: Zhèzhōu tāi'ér de tǐzhòng 2,100 kè, tāixīn bódòng 145.

胎儿 长 得 很 好。
Tāi'ér zhǎng de hěn hǎo.

의사: 만약 같은 증상이 다시 나타나면, 빨리 병원으로 오십시오.

리리: 알겠어요.

의사: 이번주 태아의 체중은 2,100 g이고 심박동은 145입니다.

태아는 잘 컸습니다.

1. 再次 [zàicì] 부사 재차, 거듭

2. 出现 [chūxiàn] 동사 출현하다.

3. 同样 [tóngyàng] 형용사 같다. 다름없다. 마찬가지다.

4. 症状 [zhèngzhuàng] 명사 (병의)증상, 증세

注释

"长 [cháng] vs 长 [zhǎng]"

"长"은 발음이 [cháng]과 [zhǎng] 두 개입니다. [cháng]은 "길다"라는 뜻이고 [zhǎng]은 "자라다"는 뜻입니다.

平时 长 时间 躺着 对 早孕 不 好。
Píngshí cháng shíjiān tǎngzhe duì zǎoyùn bù hǎo.
평소에 긴 시간 누워있는 것은 초기임신에 안 좋습니다.

胎儿 头臀 长(CRL) 2 厘米(cm)。
Tāi'ér tóutún cháng 2 límǐ.
태아의 길이는 2 cm입니다.

现在 检查 一下 胎儿 长 了 多少。
Xiànzài jiǎnchá yíxià tāi'ér zhǎng le duōshao.
지금 태아가 얼마나 컸는지 검사해 봅시다.

胎儿 长 得 很 好。
Tāi'ér zhǎng de hěn hǎo.
태아는 아주 잘 컸어요.

会话 72

산모교실 과정을 배우는 것은 어떠셨습니까?

孕妇 教室 课程 学 得 怎么样?
Yùnfù jiàoshì kèchéng xué de zěnmeyàng?

医生: 孕妇 教室 课程 学 得 怎么样?
Yīshēng: Yùnfù jiàoshì kèchéng xué de zěnmeyàng?

已经 学 分娩 的 过程 了 吗?
Yǐjīng xué fēnmiǎn de guòchéng le ma?

丽丽: 学 了, 在 家里 也 常常 练习。
Lìlì: Xué le, zài jiāli yě chángcháng liànxí.

医生: 好 极 了。
Yīshēng: Hǎo jí le.

의사: 산모교실 과정을 배우는 것은 어떠셨습니까?

분만과정도 배우셨습니까?

리리: 배웠어요, 집에서 자주 연습하고 있어요.

의사: 훌륭하십니다.

1. 学 [xué] 동사 배우다. 학습하다.
2. 孕妇 教室 课程 [yùnfù jiàoshi kèchéng] 산모교실 과정
3. 极了 [jíle] 부사 극히, 매우, 아주, 몹시, 대단하다.

注释

"极了"는 형용사나 심리동사 뒤에 배치시켜 최고의 정도를 표현합니다.

我 升职 了, 好 极 了。
Wǒ shēngzhí le, hǎo jí le.
나 승진했다, 너무너무 좋다.

她 漂亮 极 了。
Tā piàoliang jí le.
그녀는 너무너무 예쁘다.

会话72

건강한 산모는 출산할 때까지 근무할 수 있습니다.

健康 的 孕妇 可以 工作 到 临产(labor)。
Jiànkāng de yùnfù kěyǐ gōngzuò dào línchǎn.

 丽丽: 我 可以 工作 到 什么 时候?
Lìli: Wǒ kěyǐ gōngzuò dào shénme shíhou?

 医生: 健康 的 孕妇 可以 工作 到 临产(labor)。
Yīshēng: Jiànkāng de yùnfù kěyǐ gōngzuò dào línchǎn.

 丽丽: 是 吗? 不过 工作 的 压力 很 大。
Lìli: Shì ma? Búguò gōngzuò de yālì hěn dà.

我 想 早点儿 休 产假。
Wǒ xiǎng zǎodiǎnr xiū chǎnjià.

리리: 직장은 언제까지 다닐 수 있나요?

의사: 건강한 산모는 출산할 때까지 근무할 수 있습니다.

리리: 그래요? 그런데 직장의 스트레스가 너무 많아요.

저는 조금 일찍 출산휴가를 낼까 해요.

1. 工作 [gōngzuò] 명사 직업, 일, 노동, 작업, 업무
2. 临产 [línchǎn] 동사 곧 해산하려고 하다(be parturient, labor)
3. 压力 [yālì] 명사 (추상적인 의미의)압력
4. 早点儿 [zǎodiǎnr] 부사 (예정된 시간 보다)일찍이, 빨리
5. 休 [xiū] 동사 휴식하다. 쉬다.
6. 产假 [chǎnjià] 명사 출산휴가
7. 休产假 [xiū chǎnjià] 출산휴가를 내다.

휴가와 관련된 중국어 표현을 살펴보겠습니다.

年假 Niánjià 연차휴가	暑假 Shǔjià 여름방학, 여름휴가	寒假 Hánjià 겨울방학, 겨울휴가
放假 Fàngjià 방학	产假 Chǎnjià 출산휴가	陪产假 Péichǎnjià 배우자출산휴가
病假 Bìngjià 병가	婚假 Hūnjià 결혼휴가	丧假 Sāngjià 복상휴가

会话73

妊娠35周3天
Rènshēn 35 zhōu 3 tiān

医生: 你 也 很 健康, 可以 继续 工作。
Yīshēng: Nǐ yě hěn jiànkāng, kěyǐ jìxù gōngzuò.

一般 在 预产期(EDC) 2 周 前 休 产假 准备 分娩。
Yìbān zài yùchǎnqī 2 zhōu qián xiū chǎnjià zhǔnbèi fēnmiǎn.

适当 的 工作 对 妊娠 和 生产 很 有 好处。
Shìdàng de gōngzuò duì rènshēn hé shēngchǎn hěn yǒu hǎochù.

(妊娠35周3天 丽丽 来 了。)
(Rènshēn 35 zhōu 3 tiān Lìli lái le.)

丽丽: 好久 不见, 时间 过 得 真 快 啊。
Lìli: Hǎojiǔ bújiàn, shíjiān guò de zhēn kuài a.

의사: 건강하시니 계속 근무할 수 있습니다.

보통 예정일 2주 전에 출산휴가를 내고 분만을 준비하지요.

적당한 근무는 임신과 출산에 유익합니다.

(임신 35주 3일에 리리가 왔음)

리리: 안녕하세요, 시간이 정말 빨리 가네요.

生词

1. 继续 [jìxù] 명사,동사 계속(하다)

2. 预产期 [yùchǎnqī] 명사 출산 예정일(EDC)

3. 准备 [zhǔnbèi] 동사 준비하다.

4. 分娩 [fēnmiǎn] 동사 아기를 낳다. 분만하다. 출산하다(labor).

5. 适当 [shìdàng] 형용사 적당하다. 적절하다. 알맞다.

6. 生产 [shēngchǎn] 동사 출산하다. 몸풀다. (아기를)낳다.

注释

직장과 그와 관련 직업의 표현1

工作 Gōngzuò 직장	职业 Zhíyè 직업	
学校 Xuéxiào 학교	老师 Lǎoshī 선생님	
医院 Yīyuàn 병원	医生 Yīshēng 의사	护士 Hùshi 간호사
公司 Gōngsī 회사	老板 Lǎobǎn 사장	秘书 Mìshū 비서
电视台 Diànshìtái 방송국	记者 Jìzhě 기자	主持人 Zhǔchí rén 사회자
银行 Yínháng 은행	职员 Zhíyuán 직원	
旅行社 Lǚxíngshè 여행사	导游 Dǎoyóu 가이드	
超市 Chāoshì 마트	售货员 Shòuhuòyuán 판매원	收银员 Shōuyínyuán 계산원
饭馆儿 Fànguǎnr 음식점	服务员 Fúwùyuán 직원	

会话74

会话 75

태아위치가 바르지 않습니다.

胎位 不 正 啊。
Tāiwèi bú zhèng a.

医生: 对 啊。看 一下 胎儿。
Yīshēng: Duì a. Kàn yíxià tāi'ér.

胎位 不 正 啊, 胎 先露 是 臀 先露(breech presentation)。
Tāiwèi bú zhèng a, tāi xiānlù shì tún xiānlù.

胎儿 体重(EBW) 2,460 克(g)、胎心 搏动(FHR) 140。
Tāi'ér tǐzhòng 2,460 kè, tāixīn bódòng 140.

羊水量(AF) 和 胎盘(PL) 位置 合适。
Yángshuǐliàng hé tāipán wèizhì héshì.

의사: 맞아요. 태아를 봅시다.

태아위치가 바르지 않아요, 선진부가 둔위입니다.

태아체중은 2,460 g, 심박동은 140.

양수량과 태반위치는 적당합니다.

1. 胎位 [tāiwèi] 명사 태위(태아의 자궁 내 위치와 자세)

2. 不 [bù] 부사 (동사, 형용사와 다른 부사의 앞에 쓰여)부정을 표시함

3. 正 [zhèng] 형용사 곧다. 바르다. 똑바르다.

4. 胎先露 [tāi xiānlù] 태아선진부(fetal presentation)

5. 臀 [tún] 명사 엉덩이

6. 臀先露 [tún xiānlù] 둔위(breech presentation)

7. 位置 [wèizhi] 명사 위치

8. 合适 [héshì] 형용사 적당하다. 알맞다. 적합하다.

직장과 그와 관련 직업의 표현2

A: 您 做 什么 工作?
Nín zuò shénme gōngzuò?
(직업을 물을 때)어떤 일을 하세요?

B: 我 是 公司职员。
Wǒ shì gōngsī zhíyuán.
저는 회사원이예요.

A: 您 在 哪里 工作?
Nín zài nǎli gōngzuò?
(직장을 물을 때)어디서 일하세요?

B: 我 在 银行 工作。
Wǒ zài yínháng gōngzuò.
은행에서 일해요.

A: 您 在 哪个 部门 工作?
Nín zài nǎge bùmén gōngzuò?
어느 부서에서 일하세요?

B: 我 在 销售部 工作。
Wǒ zài xiāoshòubù gōngzuò.
저는 판매부에서 일해요.

会话75

제왕절개를 준비해야 합니다.

要 准备 剖宫产(Cesarean section)。
Yào zhǔnbèi pōugōngchǎn.

医生: 除了 臀 先露, 胎儿 都 挺 好 的。
Yīshēng: Chúle tún xiānlù, tāi'ér dōu tǐng hǎo de.

丽丽: 臀 先露 怎么办?
Lìli: Tún xiānlù zěnmebàn?

医生: 如果 继续 为 臀 先露, 要 准备 剖宫产(Cesarean section)。
Yīshēng: Rúguǒ jìxù wéi tún xiānlù, yào zhǔnbèi pōugōngchǎn.

丽丽: 哎呀, 有没有 变成 头 先露(cephalic presentation) 的 方法?
Lìli: Āiyā, yǒuméiyǒu biànchéng tóu xiānlù de fāngfǎ?

의사: 둔위 상태를 제외하고, 태아는 다 좋습니다.

리리: 둔위는 어떻게 해요?

의사: 만약 계속 둔위로 있으면, 제왕절개를 준비해야 합니다.

리리: 아이구야, 두위로 바꾸는 방법은 없을까요?

1. 剖宫产 [pōugōngchǎn] 동사 제왕절개하다(Cesarean section)

2. 除了 [chúle] 접속사 ~을(를)제외하고

3. 除了..., 都... [chúle...dōu...] A를 제외하고 B만 있다.

4. 为 [wéi] 동사 ~로(라고) 생각하다(여기다). ~으로 삼다.

5. 哎呀 [āiyā] 감탄사 아이야(놀라움을 나타냄)

6. 变成 [biànchéng] 동사 변하여 ~이 되다. ~로 변화하다.

7. 头 先露 [tóu xiānlù] 두위선진부(cephalic presentation)

8. 方法 [fāngfǎ] 명사 방법, 수단, 방식

"除了"의 표현을 알아보겠습니다.

1. "除了A + 都B"는 "A를 제외하고 B만 있다"의 표현입니다.

除了 小李, 大家 都 来 了。
Chúle xiǎolǐ, dàjiā dōu lái le.
사오리를 제외하고, 모두 다 왔다.

除了 数学, 她 都 复习 了。
Chúle shùxué, tā dōu fùxí le.
수학을 제외하고, 그녀는 다 복습했다.

2. "除了A + 还(也)B"는 "A 이외에 B도 있다"의 표현입니다.

除了 英语, 他 还 会 说 汉语。
Chúle yīngyǔ, tā hái huì shuō hànyǔ.
영어 이외에, 그녀는 중국어도 말할 수 있다.

除了 香蕉, 她 也 买 苹果 了。
Chúle xiāngjiāo, tā yě mǎi píngguǒ le.
바나나 이외에, 그녀는 사과도 샀다.

会话76

두위로 변하길 바래요.

希望 变成 头 先露(cephalic presentation)。
Xīwàng biànchéng tóu xiānlù.

医生: 有 的 医生 建议 做 胸膝 卧位(knee-chest position)。
Yīshēng: Yǒu de yīshēng jiànyì zuò xiōngxī wòwèi.

但是 我 不 建议, 这个 卧位 对 孕妇 来 说 非常 难。
Dànshì wǒ bújiànyì, zhège wòwèi duì yùnfù lái shuō fēicháng nán.

另外 重新 变成 头 先露(cephalic presentation) 的 也 很 多, 下 次 再 看看 吧。
Lìngwài chóngxīn biànchéng tóu xiānlù de yě hěn duō, xià cì zài kànkan ba.

丽丽: 希望 变成 头 先露。
Lili: Xīwàng biànchéng tóu xiānlù.

의사: 어떤 의사는 무릎과 가슴을 맞대고 엎어지는 자세를 권하기도 합니다.

그러나 그 자세는 산모들이 하기에는 힘든 자세라 저는 권하지 않습니다.

달리 두위로 돌아오는 경우도 많아요, 다음에 다시 봅시다.

리리: 두위로 변하길 바라요.

1. **希望** [xīwàng] 동사 희망하다. 명사 희망, 원망

2. **有的** [yǒude] 대명사 어떤 것, 어떤 사람

3. **胸膝 卧位** [xiōngxī wòwèi] 가슴과 무릎으로 누운 자세(니-체스트자세) (knee-chest position)

4. **难** [nán] 형용사 어렵다. 곤란하다. 힘들다.

5. **另外** [lìngwài] 부사 달리, 그 밖에, 따로 대명사 다른, 그 밖의

6. **重新** [chóngxīn] 부사 다시, 새로이

"**另外**"는 다른 것(대명사), 그 밖에, 달리(부사), 이 외에(접속사) 뜻이 있습니다.

他 还 想 做 另外 一 件 事儿。
Tā hái xiǎng zuò lìngwài yí jiàn shìr.
그는 다른 일을 더 할 생각이다.

另外 有 什么 事儿。
Lìngwài yǒu shénme shìr.
그 밖에 무슨 일이 있다.

他 买 了 一 个 本子, 另外 还 买 了 一 支 笔。
Tā mǎi le yí gè běnzi, lìngwài hái mǎi le yì zhī bǐ.
그는 공책 한권을 샀다, 이외에 연필 하나도 샀다.

저도 모든 것이 순조롭길 바랍니다.

我 也 希望 一切 顺利。
Wǒ yě xīwàng yíqiè shùnlì.

医生: 我 也 希望 一切 顺利。
Yīshēng: Wǒ yě xīwàng yíqiè shùnlì.

今天 还 需要 做 个 临月 检查。
Jīntiān hái xūyào zuò gè línyuè jiǎnchá.

临月 检查 包括 血检、尿检、心电图、X-线 检查 等等。
Línyuè jiǎnchá bāokuò xuèjiǎn, niàojiǎn, xīndiàntú, X-xiàn jiǎnchá děng děng.

如果 孕妇 有 异常, 可以 提前 做 好 准备。
Rúguǒ yùnfù yǒu yìcháng, kěyǐ tíqián zuò hǎo zhǔnbèi.

의사: 저도 모든 것이 순조롭길 바랍니다.

오늘은 막달 검사를 해야 합니다.

막달 검사는 혈액검사, 소변검사, 심전도, 엑스선검사 등이 있습니다.

만약 산모가 이상이 있다면, 미리 준비할 수 있어요.

1. 一切 [yíqiè] 형용사 일체의, 모든, 온갖

2. 顺利 [shùnlì] 형용사 순조롭다.

3. 一切 顺利 [yíqiè shùnlì] 다 순조롭다.

4. 临月 [línyuè] 명사 해산달, 산월 동사 (임부가)산달이 되다. 해산달을 맞이하다.

5. 包括 [bāokuò] 동사 포괄하다. 포함하다. 일괄하다.

6. 心电图 [xīndiàntú] 명사 심전도

7. X-线 检查 [X-xiàn jiǎnchá] 엑스레이검사

"提前"은 "(예정된 시간이나 기한을)앞당기다."라는 뜻입니다.

提前 半 个 小时 走。
Tíqián bàn gè xiǎoshí zǒu.
30분 앞당겨 가다.

提前 两 个 月 完成 了。
Tíqián liǎng gè yuè wánchéng le.
2달 앞당겨 완성하다.

提前 做 好 准备。
Tíqián zuò hǎo zhǔnbèi.
미리 준비 잘하다.

会话78

저도 모든 것이 순조롭길 바랍니다. _ 173

임신 37주 3일

妊娠37周3天
Rènshēn 37 zhōu 3 tiān

(妊娠37周3天 丽丽 来 了。)
(Rènshēn 37 zhōu 3 tiān Lìli lái le.)

 医生: 过 得 怎么样?
Yīshēng: Guò de zěnmeyàng?

 丽丽: 小肚子 偶尔 不 舒服。身体 有点儿 累, 心情 不 太 好。
Lìli: Xiǎodùzǐ ǒu'ěr bù shūfu. Shēntǐ yǒudiǎnr lèi, xīnqíng bú tài hǎo.

 医生: 现在 没 剩 多少 天 了。再 忍耐 一下。
Yīshēng: Xiànzài méi shèng duōshao tiān le. Zài rěnnài yíxià.

上次 的 结果 大部分 正常, 可是 稍微 有点儿 贫血。
Shàng cì de jiéguǒ dàbùfen zhèngcháng, kěshì shāowéi yǒudiǎnr pínxuè.

(임신 37주 3일에 리리가 왔음)

의사: 잘 지내셨습니까?

리리: 아랫배도 간혹 아프고, 몸도 피곤하고, 마음도 답답해요.

의사: 이제 얼마 안 남았어요, 이겨냅시다.

지난 번 결과는 대부분 정상이에요, 그런데 빈혈이 조금 있습니다.

生 词

1. 偶尔 [ǒu'ěr] 부사 간혹, 이따금, 때때로

2. 心情 [xīnqíng] 명사 심정, 마음, 기분

3. 剩 [shèng] 동사 남다.

4. 忍耐 [rěnnài] 명사.동사 인내(하다)

5. 稍微 [shāowēi] 부사 조금, 약간, 다소, 좀

6. 贫血 [pínxuè] 명사 빈혈(anemia)

注 释

"心情" 심정과 관련된 중국어 표현을 살펴보겠습니다.

高兴 Gāoxìng. 기쁘다. 즐겁다.	开心 Kāixīn 즐겁다. 기쁘다.	满意 Mǎnyì 만족하다.
幸福 Xìngfú 행복하다.	喜欢 Xǐhuan 좋아하다.	难为情 Nánwéiqíng 힘들다.
忧郁 Yōuyù 우울하다.	气死我了 Qì sǐ wǒ le 화나다.	紧张 Jǐnzhāng 긴장하다.
担心 Dānxīn 걱정하다.	害怕 Hàipà 무섭다.	难过 Nánguò 슬프다.

会话79

빈혈은 어떻게 하지요?

贫血 怎么办?
Pínxuè zěnmebàn?

丽丽: 贫血 怎么办?
Lìli: Pínxuè zěnmebàn?

医生: 一定 要 加倍 服用 铁粉剂, 还 要 吃 更 多 肉食。
Yīshēng: Yídìng yào jiābèi fúyòng tiěfěnjì, hái yào chī gèng duō ròushí.

丽丽: 好, 我 尽量 多 吃。 胎儿 怎么样?
Lìli: Hǎo, wǒ jǐnliàng duō chī. Tāi'ér zěnmeyàng?

医生: 你 看, 上次 的 臀 先露 变成 头 先露 了。
Yīshēng: Nǐ kàn, shàng cì de tún xiānlù biànchéng tóu xiānlù le.

리리: 빈혈은 어떻게 하지요?

의사: 철분제를 두 배로 복용하고요, 육류를 많이 먹어야 합니다.

리리: 네, 열심히 먹을게요. 태아는 어떤가요?

의사: 여기 보세요, 지난번 둔위가 두위로 변했습니다.

1. 加倍 [jiābèi] 부사 갑절로 동사 배가하다.

2. 肉食 [ròushí] 명사 육류 식품

3. 尽量 [jìnliàng] 부사 가능한 한, 될 수 있는 대로

 注释

음식과 관련된 양사를 살펴보겠습니다.

一 听 可乐	一 瓶 可乐	一 盒 牛奶
Yì tīng kělè	Yì píng kělè	Yì hé niúnǎi
콜라 한 캔	콜라 한 병	우유 한 곽

一 杯 咖啡	一 袋 面包	一 桶 方便面
Yì bēi kāfēi	Yì dài miànbāo	Yì tǒng fāngbiànmiàn
커피 한 잔	빵 한 봉지	컵라면 한 통

一 份	一 碗 米饭	一 箱 水
Yì fèn	Yì wǎn mǐfàn	Yì xiāng shuǐ
일 인분	밥 한 공기	물 한 상자

一 块儿 牛肉	一 条 鱼	一 只 鸡
Yí kuàir niúròu	Yì tiáo yú	Yì zhǐ jī
소고기 한 덩어리	물고기 한 마리	닭 한 마리

会话80

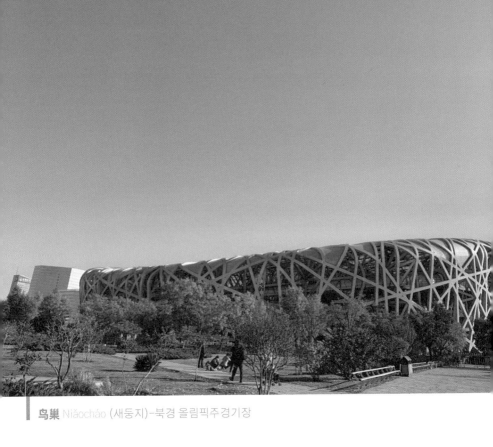

鸟巢 Niǎocháo (새둥지)-북경 올림픽주경기장

【会话81】 我 不用 剖宫产 了。
Wǒ búyòng pōugōngchǎn le.
제왕절개 분만이 필요 없게 되었어요.

【会话82】 今天 要 做 B族 链菌 检查。
Jīntiān yào zuò B zú liànjūn jiǎnchá.
오늘은 B형연쇄균검사를 해야 합니다.

【会话83】 要 做 的 事儿 很 多 啊。
Yào zuò de shìr hěn duō a.
할 일이 정말 많네요.

【会话84】 妊娠38周3天
Rènshēn 38 zhōu 3 tiān
임신 38주 3일

【会话85】 这 好像 是 假 临产(false labor)。
Zhè hǎoxiàng shì jiǎ línchǎn.
이것은 아마도 가진통인 것 같습니다.

【会话86】 到 时候 去 哪 个 诊室?
Dào shíhou qù nǎ ge zhěnshì?
도착하면 어느 진료실로 가야하나요?

【会话87】 不用 吃 药。
Búyòng chī yào.
약을 먹을 필요가 없습니다.

【会话88】 妊娠39周3天
Rènshēn 39 zhōu 3 tiān
임신 39주 3일

【会话89】 可 还 没有 阵痛。
Kě hái méiyǒu zhèntòng.
그런데 아직까지 진통은 없어요.

【会话90】 那么 什么 时候 开始 临产(labor)?
Nàme shénme shíhou kāishǐ línchǎn?
음, 언제 분만이 시작될까요?

제왕절개 분만이 필요 없게 되었어요.

我 不用 剖宫产 了。
Wǒ búyòng pōugōngchǎn le.

 丽丽: 真 的 吗? 我 不用 剖宫产 了 吗? 太 好 了。
Lìli: Zhēn de ma? Wǒ búyòng pōugōngchǎn le ma? Tài hǎo le.

 医生: 对, 胎儿 也 挺 好 的, 看 一下。
Yīshēng: Duì, tāi'ér yě tǐng hǎo de, kàn yíxià

胎儿 体重(EBW) 2,700 克(g), 羊水量(AF) 合适。
Tāi'ér tǐzhòng 2,700 kè, yángshuǐliàng héshì.

 丽丽: 我 终于 可以 放心 了。
Lìli: Wǒ zhōngyú kěyǐ fàngxīn le.

리리: 진짜요? 제왕절개 분만이 필요 없게 되었어요? 정말 잘되었어요.

의사: 네, 태아도 좋아요, 봅시다.

태아체중은 2,700 g이고, 양수량은 적당합니다.

리리: 마침내 마음이 놓였어요.

1. **不用** [búyòng] 동사 ~할 필요가 없다.

2. **终于** [zhōngyú] 부사 마침내, 결국, 끝내

3. **放心** [fàngxīn] 동사 마음을 놓다. 안심하다.

注释

"终于...了" "마침내, 결국"이란 뜻으로 긍정적이거나 바라던 것이 이루어졌을 때의 표현입니다. 보통 "了"를 같이 씁니다.

终于 找到 了!
Zhōngyú zhǎodào le!
드디어 찾았다!

终于 成功 了!
Zhōngyú chénggōng le!
드디어 성공했다!

终于 有 男朋友 了!
Zhōngyú yǒu nán péngyou le!
드디어 남자친구가 생겼다!

오늘은 B형연쇄균검사를 해야 합니다.

今天 要 做 B族 链菌 检查。
Jīntiān yào zuò B zú liànjūn jiǎnchá.

医生: 今天 要 做 B族 链菌(GBS) 检查。
Yīshēng: Jīntiān yào zuò B zú liànjūn jiǎnchá.

如果 阴道 内 有 B族 链菌, 分娩 时 这 种 菌 可能 会 传 给 婴儿。
Rúguǒ yīndào nèi yǒu B zú liànjūn, fēnmiǎn shí zhè zhǒng jūn kěnéng huì chuán gěi yīngér.

丽丽: 有 B族 链菌 的 话, 怎么办?
Lìli: Yǒu B zú liànjūn de huà, zěnmebàn?

医生: 要 服用 预防性 抗生素, 大部分 都 治 得 好。
Yīshēng: Yào fúyòng yùfángxìng kàngshēngsù, dàbùfen dōu zhì de hǎo.

의사: 오늘은 B형연쇄균검사를 해야 합니다.

만약 질 내에 B형연쇄균이 있다면, 분만 시 이 균이 아기에게 전염될 수 있습니다.

리리: B형구균이 있다면 어떻게 하지요?

의사: 예방적 항생제를 복용해야 하는데, 대부분 치료가 잘 됩니다.

1. B族 链菌 [B zú liànjūn] B형연쇄균 (Group B Streptococcus, GBS)
2. 阴道 [yīndào] 명사 질
3. 传 [chuán] 동사 전파하다. 퍼뜨리다. 퍼지다.
4. 婴儿 [yīng'ér] 명사 영아, 젖먹이, 갓난애
5. 预防性 [yùfángxìng] 예방적
6. 抗生素 [kàngshēngsù] 항생제
7. 治 [zhì] 동사 치료하다. 고치다.

약을 분류하는 표현을 살펴보겠습니다.

止痛药 Zhǐtòngyào 진통제	消化药 Xiāohuàyào 소화제
抗生素 Kàngshēngsù 항생제	避孕药 Bìyùnyào 피임약
安眠药 Ānmiányào 수면제	驱虫剂 Qūchóngjì 구충제

会话82

할 일이 정말 많네요.

要 做 的 事儿 很 多 啊。
Yào zuò de shìr hěn duō a.

丽丽: 还有 别 的 吗?
Lìli: Háiyǒu bié de ma?

医生: 通过 阴道 骨盆 检查 判断 宫颈 成熟 评分(Bishop score) 和 骨盆 大小。
Yīshēng: Tōngguò yīndào gǔpén jiǎnchá pànduàn gōngjǐng chéngshú píngfēn hé gǔpén dàxiǎo.

丽丽: 要 做 的 事儿 很 多 啊。
Lìli: Yào zuò de shìr hěn duō a.

医生: 对啊。
Yīshēng: Duì a.

리리: 또 다른 것이 있나요?

의사: 골반진찰을 하여 자궁경부성숙도와 골반크기를 봐야 해요.

리리: 할 일이 정말 많네요.

의사: 맞습니다.

生词

1. 事 [shì] 명사 일

2. 还有 [háiyǒu] 접속사 그리고, 또한

3. 骨盆 [gǔpén] 명사 골반(pelvis)

4. 骨盆 检查 [gǔpén jiǎnchá] 골반검사(pelvic examination)

5. 判断 [pànduàn] 명사, 동사 판단(하다), 판정(하다)

6. 宫颈 [gōngjǐng] 명사 子宫颈(자궁경관)의 준말

7. 成熟 [chéngshú] 동사 성숙하다. 적당한 시기(정도)에 이르다.

8. 评分 [píngfēn] 명사 평점, 점수

9. 宫颈 成熟 评分 [gōngjǐng chéngshú píngfēn] 자궁경부성숙도(Bishop score)

10. 大小 [dàxiǎo] 명사 크기

注释

약을 분류하는 표현을 살펴보겠습니다.

解毒剂
Jiědújì
해독제

镇静剂
Zhènjìngjì
진정제

减肥药
Jiǎnféiyào
비만약

止泻药
Zhǐxièyào
지사제

晕船药
Yùnchuányào
멀미약

营养剂
Yíngyǎngjì
영양제

会话83

임신 38주 3일

妊娠38周3天
Rènshēn 38 zhōu 3 tiān

(妊娠38周3天 丽丽 来 了。)
(Rènshēn 38 zhōu 3 tiān Lìli lái le.)

丽丽: 早上 好。
Lìli: Zǎoshang hǎo.

医生: 早, 最近 运动 多 吗?
Yīshēng: Zǎo, zuìjìn yùndòng duō ma?

丽丽: 我 每天 做 很 多 运动, 可 昨天 子宫 收缩 多 了, 没事 儿 吗?
Lìli: Wǒ měitiān zuò hěn duō yùndòng, kě zuótiān, zǐgōng shōusuō duō le, méishìr ma?

医生: 先 做 一下 无 应激 试验(NST) 吧。
Yīshēng: Xiān zuò yíxià wú yìngjī shìyàn ba.

(임신 38주 3일에 리리가 왔음)

리리: 안녕하세요.

의사: 요새 운동 많이 하셨어요?

리리: 매일 열심히 운동하고 있어요, 그런데 어제는 자궁수축이 많았어요,
괜찮은가요?

의사: 우선 NST부터 해볼게요.

1. 早上 [zǎoshang] 명사 아침

2. 早上 好 [zǎoshang hǎo] (아침인사)안녕하세요.

3. 早 [zǎo] 명사 아침 부사 일찍이. (아침인사로)안녕하세요.

4. 收缩 [shōusuō] 동사 (물체가)수축하다. 졸아들다.

5. 无 [wú] 동사 없다.

6. 应激 [yìngjī] 명사 스트레스, 자극

7. 试验 [shìyàn] 명사, 동사 시험(하다), 테스트(하다)

8. 无 应激 试验 [wú yìngjī shìyàn] 비수축검사(무자극태동검사) (non-stress test, NST)

注释

"最近 运动 多" vs "我 每天 做 很 多 运动" 두 문장에 사용된 "多"는 문법적으로 어떻게 다를까요?

1. 다음 문장에서 运动은 주어이고 多는 서술어입니다.

最近 运动 多 吗?
Zuìjìn yùndòng duō ma?
요새 운동 많이 하셨어요?

2. 다음 문장에서 多는 목적어인 运动을 꾸며주는 관형어(정어定语)입니다.

我 每天 做 很 多 运动。
Wǒ měitiān zuò hěn duō yùndòng.
매일 열심히 운동하고 있어요.

같은 형용사"多"이지만 구문 구조 속에서는 다른 쓰임을 하고 있습니다.

이것은 아마도 가진통인 것 같습니다.

这 好像 是 假 临产(false labor)。
Zhè hǎoxiàng shì jiǎ línchǎn.

(丽丽 已经 做完 无 应激 试验(NST)了。)
(Lìli yǐjīng zuòwán wú yìngjī shìyàn le.)

医生: 能 看到 反应型 的(reactive), 即 正常 波形。
Yīshēng: Néng kàndào fǎnyìngxíng de, jí zhèngcháng bōxíng.

有 了 稍微 不 规律 的 子宫 收缩。
Yǒu le shāowēi bù guīlǜ de zǐgōng shōusuō.

这 好像 是 假 临产(false labor)。
Zhè hǎoxiàng shì jiǎ línchǎn.

但 如果 每 五 分钟 再 出现 一 次 更 强 的 收缩, 就
快 来 医院。
Dàn rúguǒ měi wǔ fēnzhōng zài chūxiàn yí cì gèng qiáng de
shōusuō, jiù kuài lái yīyuàn.

(리리 NST검사 이미 마쳤음)

의사: 보니까 반응성(reactive)이고, 즉 정상 파형입니다.

가끔 미세한 불규칙적인 자궁수축이 있네요.

이것은 아마도 가진동인 것 같습니다.

그러나 5분마다 강한 수축이 다시 나타나면 얼른 병원으로 오십시오.

1. **假** [jiǎ] 명사, 형용사 거짓(의), 가짜(의)

2. **临产** [línchǎn] 동사 해산할 때가 곧 되다. 곧 해산하려고 하다.

3. **假临产** [jiǎlínchǎn] 가진통(false labor)

4. **反应型 的** [fǎnyìngxíng de] 반응성(reactive)

5. **即** [jí] 부사 곧, 바로, 즉

6. **波形** [bōxíng] 명사 (음파나 전파 따위의)파형

7. **规律** [guīlǜ] 형용사 규칙적이다.

8. **强** [qiáng] 형용사 힘이 세다. 강하다.

注释

"好像"은 부사로 쓰여 "마치 ~와 같다."의 뜻으로 확신이 강하지 않은 상황을 표현합니다. 또한 동사로 쓰여 "~와 비슷하다(닮다)."라는 뜻도 표현합니다.

비슷하다. 닮다. (동사)	她们 俩 好像 双胎 一样。 Tāmen liǎ hǎoxiàng shuāngtāi yíyàng. 그 둘은 마치 쌍둥이 같다.
아마도(부사)	他 好像 不 知道 这 件 事。 Tā hǎoxiàng bù zhīdào zhè jiàn shì. 그는 아마도 이 일을 모르는 것 같다.

会话85

도착하면 어느 진료실로 가야하나요?

到 时候 去 哪 个 诊室?

Dào shíhou qù nǎ ge zhěnshì?

医生: 另外 见红、破水、有 胎儿 下降感 也 要 立刻 到 医院 就诊。
Yīshēng: Lìngwài, jiànhóng, pòshuǐ, yǒu tāi'ér xiàjiànggǎn yě yào
líkè dào yīyuàn jiù zhěn.

丽丽: 到 时候 去 哪个 诊室?
Lìli: Dào shíhou qù nǎ ge zhěnshì?

医生: 去 二 层 的 产前 待产室。
Yīshēng: Qù èr céng de chǎnqián dàichǎnshì.

丽丽: 好 的。
Lìli: Hǎo de.

의사: 그 밖에, 이슬, 파수, 태아가 내려오는 느낌이 있어도 빨리 병원으로 와서 진료해야 합니다.

리리: 도착하면 어느 진료실로 가야 하나요?

의사: 2층 분만대기실이요.

리리: 네.

生词

1. 见红 [jiànhóng] 이슬(show)

2. 破水 [pòshuǐ] 동사 (출산할 때)양수가 흐르다.

3. 下降 [xiàjiàng] 동사 하강하다. 침강하다. 내려앉다.

4. 胎儿 下降感 [tāi'ér xiàjiànggǎn] 태아 선진부가 내려오는 느낌(lightening)

5. 立刻 [lìkè] 부사 즉시, 곧, 당장

6. 二 层 [èr céng] 이 층

7. 产前 待产室 [chǎnqián dàichǎnshì] 분만대기실

注释

"立刻"과 "马上"은 둘 다 즉시라는 뜻이 있지만 느낌이 약간 다릅니다. "立刻"은 "马上"보다 더 짧은 시간을 나타내며 사건이 발생하면 바로 하겠다는 뜻을 나타냅니다. "马上"도 즉시의 표현이나 시간이 확정되지 않음이 포함됩니다. "稍等一下, 我立刻去。"최대한 빨리 가겠다는 뜻입니다. "稍等一下, 我马上去。"빨리 가지만 5분이 될 수도 30분이 될 수도 있고 말한 사람의 상황을 빨리 처리하고 가겠다는 느낌이 담겨 있습니다.

一 有事, 就 立刻 报告。
Yì yǒu shì, jiù lìkè bàogào.
일 있으면 즉시 보고해.

他 太 累 了, 立刻 睡着 了。
Tā tài lèi le, lìkè shuìzhe le.
그는 너무 피곤해서, 즉시 잠들었다.

火车 马上 就 要 开 了。
Huǒchē mǎshàng jiù yào kāi le.
기차가 바로 출발할 것이다.

客人, 马上 就 上 菜。
Kèrén, mǎshàng jiù shàng cài.
손님, 바로 음식 올릴게요.

약을 먹을 필요가 없습니다.

不用 吃 药。
Búyòng chī yào.

医生: 胎儿 头 先露, 体重 2,900 克(g)、胎心 博动(FHR)
133、羊水 指数(AFI) 13。
Yīshēng: Tāi'ér tóu xiān lù, tǐzhòng 2,900 kè, tāixīn bódòng 133,
yángshuǐ zhǐshù 13.

胎儿 情况 很 好。
Tāi'ér qíngkuàng hěn hǎo.

丽丽: 上 次 的 B族 链菌(GBS) 结果 是 阴性 吗?
Lìli: Shàng cì de B zú liànjūn jiéguǒ shì yīnxìng ma?

医生: 对, 是 阴性, 不用 吃 药。
Yīshēng: Duì, shì yīnxìng, búyòng chī yào.

의사: 태아는 머리가 아래이고, 체중은 2,900 g, 심박동 133, 양수지수는 13
입니다.

태아상태는 좋습니다.

리리: 지난 번 B연쇄균검사는 음성인가요?

의사: 음성이예요, 약을 먹을 필요가 없습니다.

1. 羊水指数 [yángshuǐ zhǐshù] 양수지수(amniotic fluid index, AFI)

약의 형태와 관련된 표현

缓释片
Huǎnshìpiàn
서방정

胶囊药
Jiāonángyào
캡슐약

丸药
Wányào
환약

创可贴
Chuàngkětiē
반창고

糖浆药
Tángjiāngyào
물약, 시럽

药粉
Yàofěn
가루약

膏药
Gāoyào
파스

眼液
Yǎnyè
안약

会话87

임신 39주 3일

妊娠39周3天
Rènshēn 39 zhōu 3 tiān

医生: 在 孕妇 教室 课程 学 拉梅兹 呼吸法(Lamaze method) 了 吗?
Yīshēng: Zài yùnfù jiàoshì kèchéng xué lāméizī hūxīfǎ le ma?

丽丽: 学了。我 每天 练习。
Lìli: Xué le. Wǒ měitiān liànxí.

医生: 挺 好 的。
Yīshēng: Tǐng hǎo de.

(妊娠39周3天 丽丽 来 了。她 已经 做完 无应激 试验(NST) 了。)
(Rènshēn 39 zhōu 3 tiān Lìli lái le. Tā yǐjīng zuòwán wú yìngjī shìyàn le.)

医生: 身体 怎么样?
Yīshēng: Shēntǐ zěnmeyàng?

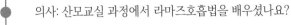

의사: 산모교실 과정에서 라마즈호흡법을 배우셨나요?

리리: 배웠어요. 매일 연습해요.

의사: 좋습니다.

(임신 39주 3일에 리리가 왔음, NST검사를 이미 마쳤음)

의사: 컨디션은 어떠셔요?

1. 拉梅兹 呼吸法 [lāméizī hūxīfǎ] 라마즈호흡법(Lamaze method)

대한산부인과학회 홈페이지의 라마즈분만법에 대한 설명을 살펴보겠습니다. 라마즈분만법은 분만에 대한 공포, 긴장, 불안을 줄임으로서 최대한 편안한 분만이 가능하게 도와주는 방법입니다. 학회에서는 라마즈분만법을 우선 호흡법, 연상법, 이완법으로 분류하였습니다. 호흡법은 다시 3단계로 분류하였습니다.

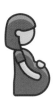

호흡법:
- 1단계: 느리고 깊은 호흡(3초 들이쉬고, 3초 내쉬고)
- 2단계: 얕고 빠른 호흡(1초 들이쉬고, 1초 내쉬고)
- 3단계: 만출기 호흡, 힘주기와 힘 빼기

会话88

그런데 아직까지 진통은 없어요.

可 还 没有 阵痛。
Kě hái méiyǒu zhèntòng.

 丽丽: 小肚子 越 来 越 不 舒服, 可 还 没有 阵痛。
Lìlì: Xiǎodùzi yuè lái yuè bù shūfu, kě hái méiyǒu zhèntòng.

 医生: 别 着急, 马上 就 要 开始 了。
Yīshēng: Bié zhāojí, mǎshàng jiù yào kāishǐ le.

无 应激 试验(NST) 结果 是 反应型 的(reactive)。
Wú yìngjī shìyàn jiéguǒ shì fǎnyìngxíng de.

胎儿 体重 3,000 克(g)、胎心 博动(FHR) 130、羊水 指数(AFI) 10。
Tāi'ér tǐzhòng 3,000 kè, tāixīn bódòng 130, yángshuǐ zhǐshù 10.

리리: 아랫배가 점점 불편해요, 그런데 아직까지 진통은 없어요.

의사: 조급해하지 마세요, 곧 시작될 겁니다.

NST검사는 반응성이에요.

태아체중은 3,000 g, 심박동은 130, 양수지수는 10입니다.

1. **阵痛** [zhèntòng] 명사 (해산할 때의)진통

2. **别** [bié] 형용사 별개의, 다른

3. **着急** [zháojí] 동사 조급해하다. 초조해하다. 안달하다.

4. **别着急** [bié zháojí] 조급해 하지 마라.

5. **马上** [mǎshàng] 부사 곧, 즉시

6. **开始** [kāishǐ] 동사 시작되다. 개시하다.

"就要...了" "곧~ 하려고 하다." 뜻으로 동작의 임박을 나타내는 표현입니다.

明天 就 要 上学 了。
Míngtiān jiù yào shàngxué le.
내일 곧 학교간다.

她 下个 月 就 要 结婚 了。
Tā xiàgè yuè jiù yào jiéhūn le.
그녀는 다음 달에 곧 결혼한다.

火车 马上 就 要 进 站 了。
Huǒchē mǎshàng jiù yào jìn zhàn le.
열차가 곧 역에 들어온다.

会话89

음, 언제 분만이 시작될까요?

那么 什么 时候 开始 临产(labor)?
Nàme shénme shíhou kāishǐ línchǎn?

丽丽: 那么 什么 时候 开始 临产(labor)?
Lìlì: Nàme shénme shíhou kāishǐ línchǎn?

医生: 需要 再 观察 一 周。
Yīshēng: Xūyào zài guānchá yì zhōu.

等待 的 时候, 要 保持 愉快 的 心情。
Děngdài de shíhou, yào bǎochí yúkuài de xīnqíng.

如果 到 妊娠41周3天 还 没 生 的 话, 我们 要 准备 引产术(labor induction)。
Rúguǒ dào rènshēn 41 zhōu 3 tiān hái méi shēng de huà, wǒmen yào zhǔnbèi yǐnchǎnshù.

리리: 음, 언제 분만이 시작될까요?

의사: 일주일 더 지켜봐야 될 것 같습니다.

기다리는 동안, 즐거운 마음으로 지내세요.

만약 임신 41주 3일까지도 낳지 못하면, 유도분만을 준비해야 합니다.

生词

1. 临产 [línchǎn] 동사 해산할 때가 곧 되다. 곧 해산하려고 하다(labor)

2. 等待 [děngdài] 동사 기다리다.

3. 保持 [bǎochí] 동사 지키다. 유지하다.

4. 愉快 [yúkuài] 형용사 기분이 좋다. 기쁘다. 유쾌하다.

5. 心情 [xīnqíng] 명사 심정, 마음, 기분

6. 引产术 [yǐnchǎnshù] 유도분만(induction of labor)

注释

"产"과 관련된 임신 과정의 표현을 살펴보겠습니다.

流产
Liúchǎn
유산(abortion)

早产
Zǎochǎn
조산(preterm delivery)

足月产
Zúyuèchǎn
만기 분만(term delivery)

过期产
Guòqīchǎn
만기 후 분만(postterm delivery)

假临产
Jiǎ línchǎn
가진통(false labor)

临产
Línchǎn
분만(labor, delivery)

接产
Jiēchǎn
분만을 받다.

产褥期
Chǎnrùqī
산욕기(puerperium)

会话90

음, 언제 분만이 시작될까요? _ 199

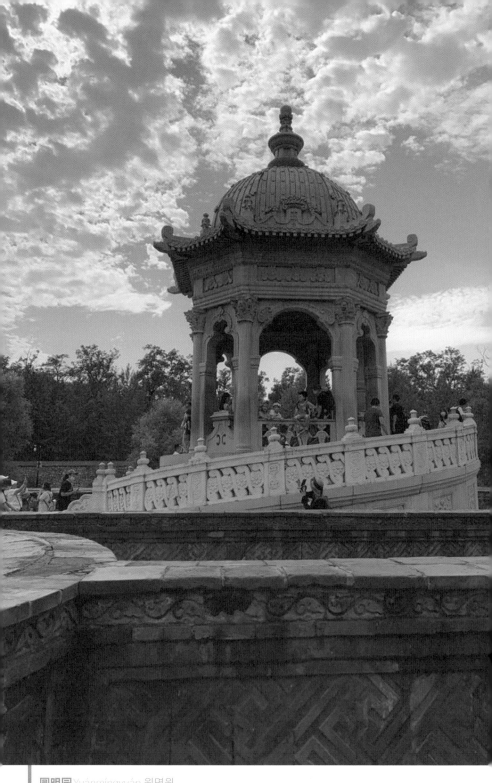

圆明园 Yuánmíngyuán 원명원

【会话91】 妊娠40周3天
Rènshēn 40 zhōu 3 tiān
임신 40주 3일

【会话92】 先 做 宫颈 成熟度(Bishop score) 检查 吧。
Xiān zuò gōngjǐng chéngshúdù jiǎnchá ba.
먼저 자궁경부성숙도를 검사해 봅시다.

【会话93】 要 住院。
Yào zhùyuàn.
입원해야 합니다.

【会话94】 我 真 希望 能 成功 地 自然 分娩(vaginal delivery)。
Wǒ zhēn xīwàng néng chénggōng de zìrán fēnmiǎn.
저 정말로 성공적인 자연분만을 바라요.

【会话95】 丽丽 生 了 一 个 3.2 公斤(kg) 的 女婴。
Lìli shēng le yí gè 3.2 gōngjīn de nǚyīng.
리리가 3.2 kg 여아를 낳았습니다.

【会话96】 小肚子 太 痛 了。
Xiǎodùzi tài tòng le.
아랫배가 많이 아파요.

【会话97】 缝合 的 地方 没事儿。
Fénghé de dìfang méishìr.
봉합자리는 별일 없습니다.

【会话98】 产褥期(puerperial period) 多长 时间?
Chǎnrùqī duōcháng shíjiān?
산욕기는 얼마나 되나요?

【会话99】 什么 时候 能 出院?
Shénme shíhou néng chūyuàn?
언제 퇴원할 수 있나요?

【会话100】 现在 去 给 婴儿 哺乳 吧。
Xiànzài qù gěi yīng'ér bǔrǔ ba.
지금 아기한테 가서 수유를 하십시오.

妊娠40周3天
Rènshēn 40 zhōu 3 tiān

丽丽: 好 的。
Lìli: Hǎo de.

(妊娠40周3天 丽丽 开始 临产, 来 到 产前 待产室。)
(Rènshēn 40 zhōu 3 tiān Lìli kāishǐ línchǎn, lái dào chǎnqián dàichǎnshì.)

丽丽: 我 现在 怎么办?
Lìli: Wǒ xiànzài zěnmebàn?

医生: 阵痛 严重 吗?
Yīshēng: Zhèntòng yánzhòng ma?

丽丽: 阵痛 每 5 分钟 一 次。
Lìli: zhèntòng měi 5 fēnzhōng yí cì.

리리: 네.

(임신 40주 3일에 리리가 분만 시작되어 분만대기실에 도착함)

리리: 저 지금 어떡해요?

의사: 진통이 심한가요?

리리: 진통이 5분마다 한 번씩 와요.

1. 临产 [línchǎn] 동사 해산할 때가 곧 되다. 곧 해산하려고 하다(labor)

2. 产前 待产室 [chǎnqián dàichǎnshì] 분만대기실

3. 阵痛 [zhèntòng] 명사 (해산할 때의)진통

4. 严重 [yánzhòng] 형용사 중대하다. 심각하다.

注释

"阵痛 每 5 分钟 一 次。"의 "一 次"는 동작의 횟수를 나타내는 동량보어입니다.

这个 菜, 我 吃过 两 次。
Zhège cài, wǒ chīguò liǎng cì.
이 요리, 나는 두 번 먹어 보았다.

你 去 过 几 次 美国?
Nǐ qùguò jǐ cì měiguó?
너는 미국에 몇 번 가보았니?

会话91

먼저 자궁경부성숙도를 검사해 봅시다.

先 做 宫颈 成熟度(Bishop score) 检查 吧。
Xiān zuò gōngjǐng chéngshúdù jiǎnchá ba.

医生: 先 做 宫颈 成熟度(Bishop score) 检查 吧。
Yīshēng: Xiān zuò gōngjǐng chéngshúdù jiǎnchá ba.

现在 是 宫颈 成熟度(Bishop score) 11 分。
Xiànzài shì gōngjǐng chéngshúdù 11 fēn.

这 表示 自然 分娩(vaginal delivery) 应该 没 问题。
Zhè biǎoshì zìrán fēnmiǎn yīnggāi méi wèntí.

丽丽: 真 是 个 好 消息。
Lili: Zhēn shì gè hǎo xiāoxi.

의사: 먼저 자궁경부성숙도를 검사해 봅시다.

현재 경부성숙도 11점입니다.

자연분만은 아마도 문제없을 것 같습니다.

리리: 정말 좋은 소식이네요.

1. 表示 [biǎoshì] 동사 나타내다. 표시하다.

2. 自然 分娩 [zìrán fēnmiǎn] 자연분만(vaginal delivery)

3. 应该 [yīnggāi] (확신에 가까운 의미로)아마도

4. 消息 [xiāoxi] 명사 소식, 정보

注释

"应该"는 "마땅히 ~해야 한다."와 "~할 것이다."의 뜻이 있습니다.

为了 上 大学, 应该 努力 学习。
Wèile shàng dàxué, yīnggāi nǔlì xuéxí.
대학에 입학하기 위해서, 마땅히 공부를 열심히 해야 한다.

他 每天 学 得 很 努力, 他 上 大学 应该 会 没 问题。
Tā měitiān xué de hěn nǔlì, tā shàng dàxué yīnggāi huì méi wèntí.
그는 매일 열심히 공부한다, 그가 대학에 입학하는 것은 응당 문제가 없을 것이다.

会话92

입원해야 합니다.

要 住院。
Yào zhùyuàn.

医生: 足月 初 孕妇 有 规律 收缩, 并且 宫口 扩张 2 厘米 (cm) 以上 的 话, 要 住院。
Yīshēng: Zúyuè chū yùnfù yǒu guīlù shōusuō, bìngqiě gōngkǒu kuòzhāng 2 límǐ yǐshàng de huà, yào zhùyuàn.

你 的 宫口 也 扩张 2 厘米 以上 了, 所以 你 得 住院。
Nǐ de gōngkǒu yě kuòzhāng 2 límǐ yǐshàng le, suǒyǐ nǐ děi zhùyuàn.

丽丽: 好 的。
Lìli: Hǎo de.

我 很 紧张, 也 很 害怕。
Wǒ hěn jǐnzhāng, yě hěn hàipà.

의사: 만삭의 초산부가 규칙적인 자궁수축이 있고,

경부가 2 cm 이상 열려 있으면 입원해야 해요.

산모의 경부도 2 cm 이상 열려 있어서, 입원을 해야 됩니다.

리리: 네.

긴장되고, 걱정돼요.

1. 住院 [zhùyuàn] 동사 입원하다.

2. 足月 [zúyuè] 동사 (태아의)달이 차다. 명사 산월(term)

3. 初 [chū] 명사, 형용사 처음(의), 최초(의)

4. 初孕妇 [chū yùnfù] 초산모

5. 宫口 [gōngkǒu] 자궁입구, 경구

6. 扩张 [kuòzhāng] 명사, 동사 확장(하다), 확대(하다)

7. 紧张 [jǐnzhāng] 형용사 긴장해 있다. 긴장하다.

"并且"는 접속사로서 "또한, 뿐만 아니라, 더욱이" 뜻입니다. 단문과 단문 사이를
병렬 또는 점진적 관계를 표현합니다.

今天 的 数学 作业 很 难, 并且 很 多。
Jīntiān de shùxué zuòyè hěn nán, bìngqiě hěn duō.
오늘의 수학 숙제는 어렵고, 또한 많다.

这 饭馆 的 菜 很 好吃, 并且 便宜。
Zhè fànguǎn de cài hěn hàochī, bìngqiě piányi.
이 음식점의 음식은 맛도 좋고, 더욱이 저렴하다.

会话93

저 정말로 성공적인 자연분만을 바라요.

我 真 希 望 能 成 功 地 自 然 分 娩(vaginal delivery)。

Wǒ zhēn xīwàng néng chénggōng de zìrán fēnmiǎn.

医生: 现在 要 做 拉梅兹 呼吸法。
Yīshēng: Xiànzài yào zuò lāmǎzī hūxīfǎ.

加油, 你 一定 可以!
Jiāyóu, nǐ yīdìng kěyǐ!

丽丽: 我 真 希 望 能 成 功 地 自 然 分 娩(vaginal delivery)。
Lìli: Wǒ zhēn xīwàng néng chénggōng de zìrán fēnmiǎn.

分娩 需要 多长 时间?
Fēnmiǎn xūyào duōcháng shíjiān?

의사: 지금이야말로 라마즈호흡법이 필요합니다.

힘내세요, 꼭 할 수 있습니다.

리리: 저는 정말로 성공적인 자연분만을 바라요.

분만시간은 얼마나 걸리나요?

生词

1. **成功** [chénggōng] 명사.동사 성공(하다), 완성(하다)

2. **加油** [jiāyóu] 동사 격려하다. 응원하다. 화이팅!

3. **一定** [yídìng] 부사 반드시, 필히, 꼭

4. **多长 时间** [duōcháng shíjiān] 얼마 동안

注释

"加油 的 来历 Jiāyóu de láilì" 짜요의 유래가 너무 아름다워 인용합니다.

청나라때 장영(张瑛)은 귀주지부로 부임한 후, 당지역의 교육사업을 발전시키기 위해 자기 녹봉의 일부를 자주 지출하였습니다. 젊은이들이 책을 읽고, 지식을 공부하는 것을 격려하기 위해, 장영에게 좋은 생각이 떠올랐습니다.

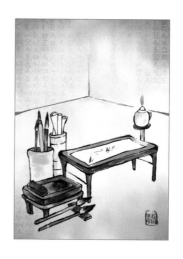

매일 밤, 장영은 하급관리에게 기름 통을 매고 순찰을 돌게 하였습니다. 순찰 중 등심지를 돋우고 열심히 책을 읽고 있는 사람을 발견하면, 바로 그의 등 안에 기름 한 국자를 넣어 주었습니다. 그리고 외쳤습니다. "지부대인이 상공께 기름을 추가합니다! (知府 大人 给 你 相公 加油 ! Zhīfǔ dàrén gěi nǐ xiànggong jiāyóu!)"

지부대인의 사랑과 격려로, 젊은이들은 더욱더 열심히 공부하게 되었습니다. 그래서 "加油"라는 이 두 글자가 전해 내려오고 있습니다.

(출처: **百度百科**-**山青发布** 바이두백과–산청발포)

会话**94**

리리가 3.2 kg 여아를 낳았습니다.

丽丽 生 了 一 个 3.2 公斤(kg) 的 女婴。
Lìli shēng le yí gè 3.2 gōngjīn de nǚyīng.

医生: 顺利 的 话, 大概 十 个 小时 左右。
Yīshēng: Shùnlì de huà, dàgài shí gè xiǎoshí zuǒyòu.

丽丽: 那 就 拜托 你 了。
Lìli: Nà jiù bàituō nǐ le.

医生: 放心, 我 会 尽力 的。
Yīshēng: Fàngxīn, wǒ huì jìnlì de.

(丽丽 生 了 一 个 3.2 公斤(kg) 的 女婴 后, 在 恢复 中)
(Lìli shēng le yí gè 3.2 gōngjīn de nǚyīng hòu, zài huīfù zhōng)

医生: 现在 感觉 怎么样?
Yīshēng: Xiànzài gǎnjué zěnmeyàng?

의사: 순조로우면, 대략 10시간쯤 걸려요.

리리: 잘 부탁드려요.

의사: 안심하세요, 최선을 다하겠습니다.

(리리가 3.2 kg 여아를 낳고 회복 중)

의사: 지금 어떠세요?

生词

1. 生 [shēng] 동사 낳다. 태어나다.
2. 公斤 [gōngjīn] 양사 킬로그램(kilogram, kg)
3. 拜托 [bàituō] 동사 삼가 부탁합니다. 부탁드리다(존댓말).
4. 尽力 [jìnlì] 동사 힘을 다하다.

注释

중국어의 여러가지 의문사

누구 Who	谁 Shéi	他 是 谁? Tā shì shéi? 그는 누구인가?
언제 When	什么 时候 Shénme shíhou	你 什么 时候 回来? Nǐ shénme shíhou huílái? 언제 돌아오실 건가요?
어디 Where	哪儿 Nǎr	那时, 你 在 哪儿? Nà shí, nǐ zài nǎr? 그때 당신은 어디에 있었습니까?
무엇 What	什么 Shénme	现在 你 做 什么? Xiànzài nǐ zuò shénme? 지금 무엇하고 있습니까?
어떻게 How	怎么 Zěnme	旅行 的 时候, 你 怎么 去? Lǚxíng de shíhòu, nǐ zěnme qù? 여행 갈 때, 어떻게 가나요?
왜 Why	为什么 Wèishéme	昨天, 你 为什么 没 来? Zuótiān, nǐ wèishéme méi lái? 어제 왜 안 왔어?

会话95

아랫배가 많이 아파요.

小肚子 太 痛 了。
Xiǎodùzi tài tòng le.

丽丽: 小肚子 太 痛 了。
Lìli: Xiǎodùzi tài tòng le.

医生: 出血 多 吗?
Yīshēng: Chūxiě duō ma?

丽丽: 不 多, 有一点儿。
Lìli: Bù duō, yǒu yìdiǎnr.

医生: 因为 子宫 收缩, 所以 小肚子 会 痛。
Yīshēng: Yīnwèi zǐgōng shōusuō suǒyǐ xiǎodùzi huì tòng.

● 리리: 아랫배가 많이 아파요.

● 의사: 출혈이 많은가요?

● 리리: 많지 않아요.

● 의사: 자궁수축 때문에 아랫배가 아픕니다.

1. 太痛了 [tàitòngle] 많이 아프다.
2. 出血 [chūxiě] 동사 출혈하다.

注释

"因为..., 所以"는 "~하기 때문에, 그래서~이다." 뜻을 표현하는 접속사입니다.
이 표현에서는 뒤의 문장이 더 강조됩니다.

因为 下雪, 所以 堵 车 了。
Yīnwèi xiàxuě, suǒyǐ dǔ chē le.
눈이 와서, 차가 막힌다.

她 因为 感冒 了, 所以 没 去 上班。
Tā yīnwèi gǎnmào le, suǒyǐ méi qù shàngbān.
그녀는 감기에 걸려서, 출근을 안 했다.

我 因为 太 累 了, 所以 不 想 去 玩儿。
Wǒ yīnwèi tài lèi le, suǒyǐ bù xiǎng qù wánr.
너무 피곤해서, 놀 생각이 없다.

会话96

봉합자리는 별일 없습니다.

缝合 的 地方 没事儿。
Fénghé de dìfang méishìr.

 丽丽: 会阴 切开 缝合术 的 地方 也 有点儿 不 舒服。
Lìlì: Huìyīn qiēkāi fénghéshù de dìfang yě yǒudiǎnr bù shūfu.

 医生: 是 吗? 我 看 一下。
Yīshēng: Shì ma? Wǒ kàn yíxià.

缝合 的 地方 没事儿。
Fénghé de dìfang méishìr.

明天 会 好 一点儿 的。
Míngtiān huì hǎo yìdiǎnr de.

리리: 회음절개 봉합술 자리가 좀 불편해요.

의사: 그래요? 제가 한번 볼게요.

봉합자리는 별일 없습니다.

내일 되면 좀 나아질 거예요.

1. 缝合 [fénghé] 명사,동사 봉합(하다)

2. 地方 [dìfang] 명사 그 곳

3. 会阴 切开 缝合术 [huìyīn qiēkāi fénghéshù] 회음절개 봉합술(episiotomy and suture)

4. 明天 [míngtiān] 명사 내일

注释

중국어로 아기의 명칭을 살펴보겠습니다.

新生儿	婴儿	娃娃
Xīnshēngér	Yīng'ér	Wáwa
신생아	영아, (갓난)아기	(갓난)아기

宝宝	宝贝	幼儿
Bǎobao	Bǎobèi	Yòu'ér
(보물 같은)아기	(보배 같은)아기	유아

女儿	儿子	孩子
Nǚ'ér	Érzi	Háizi
여아, 딸	남아, 아들	자식

会话97

산욕기는 얼마나 되나요?

产褥期(puerperial period) 多长 时间?
Chǎnrùqī duōcháng shíjiān?

丽丽: 谢谢 你 接产。
Lìli: Xièxie nǐ jiēchǎn.

医生: 不 客气, 我 也 感谢 你 的 配合。
Yīshēng: Bú kèqì, wǒ yě gǎnxiè nǐ de pèihé.

丽丽: 我 在 网上 看到, 产褥期(puerperial period) 是 6 周, 对 吗?
Lìli: Wǒ zài wǎngshang kàndào, chǎnrùqī shì 6 zhōu, duì ma?

医生: 对啊。虽然 有点儿 长, 但 大部分 产妇 都 恢复 得 很 好。
Yīshēng: Duì a. Suīrán yǒudiǎnr cháng, dàn dàbùfen chǎnfù dōu huīfù de hěn hǎo.

리리: 출산을 받아주셔서 감사드립니다.

의사: 별말씀을요, 협조를 잘 해주셔서 저도 감사드려요.

리리: 인터넷에서 산욕기가 6주라던데 맞나요?

의사: 네, 좀 길지만, 대부분의 산모 모두 회복이 잘 돼요.

生词

1. 产褥期 [chǎnrùqī] 산욕기(puerperial period)
2. 接产 [jiēchǎn] 동사 출산을 돕다. 출산을 받다.
3. 不客气 [bù kèqi] 별말씀을
4. 配合 [pèihé] 동사 협동하다. 협력하다. 공동으로 하다. 호응하다.
5. 网上 [wǎngshang] 명사 온라인, 인터넷
6. 产妇 [chǎnfù] 명사 산부, 산모
7. 恢复 [huīfù] 동사 회복되다. 회복하다.

注释

컴퓨터, 인터넷 관련 용어들을 살펴보겠습니다.

网络 Wǎngluò 인터넷	网页 Wǎngyè 홈페이지	视频 Shìpín 동영상
复制 Fùzhì 복사하다.	下载 Xiàzài 다운로드하다.	病毒 Bìngdú 바이러스
杀毒软件 Shādú ruǎnjiàn 백신프로그램	输入 Shūrù 입력하다.	删除 Shānchú 삭제하다.

会话98

언제 퇴원할 수 있나요?

什么 时候 能 出院?
Shénme shíhou néng chūyuàn?

丽丽: 恶露(lochia) 持续 多长 时间?
Lìli: Èlù chíxù duōcháng shíjiān?

医生: 大概 4 周 左右。
Yīshēng: Dàgài 4 zhōu zuǒyòu.

丽丽: 什么 时候 能 出院?
Lìli: Shénme shíhou néng chūyuàn?

医生: 没有 问题 的 话, 后天 就 可以 出院。
Yīshēng: Méiyǒu wèntí de huà, hòutiān jiù kěyǐ chūyuàn.

리리: 오로는 얼마나 지속되나요?

의사: 대략 4주정도요.

리리: 언제 퇴원할 수 있나요?

의사: 문제가 없다면, 모레 퇴원이 가능합니다.

1. 出院 [chūyuàn] 동사 퇴원하다.

2. 恶露 [èlù] 명사 오로(lochia)

3. 持续 [chíxù] 동사 지속하다. 계속 유지하다.

4. 后天 [hòutiān] 명사 모레

"左右"는 "왼쪽과 오른쪽"이라는 뜻도 있지만, 수량사 뒤에 쓰여 대략적인 수를 나타내는 "가량, 내외, 쯤" 뜻도 있습니다.

她 每天 早上 七 点 左右 上班。
Tā měitiān zǎoshang qī diǎn zuǒyòu shàngbān.
그녀는 매일 아침 7시쯤 출근한다.

这 次 考试 得 了 90 分 左右。
Zhè cì kǎoshì dé le 90 fēn zuǒyòu.
요번 시험에서 90점 정도 맞았다.

会话99

会话 **100**

지금 아기한테 가서 수유를 하십시오.

现在 去 给 婴儿 哺乳 吧。
Xiànzài qù gěi yīng'ér bǔrǔ ba.

 医生: 你 哺乳过 了 吗?
Yīshēng: Nǐ bǔrǔguo le ma?

 丽丽: 还 没有。
Lìli: Hái méiyǒu.

 医生: 现在 去 给 婴儿 哺乳 吧。
Yīshēng: Xiànzài qù gěi yīng'ér bǔrǔ ba.

 丽丽: 好 的, 我 马上 去。
Lìli: Hǎo de, wǒ mǎshàng qù.

의사: 수유하였어요?

리리: 아직이요.

의사: 지금 아기한테 가서 수유를 하십시오.

리리: 네, 바로 갈게요.

1. **哺乳** [bǔrǔ] 동사 젖을 먹이다. 젖을 먹여 키우다. 수유하다.

"**母乳 喂养** Mǔrǔ wèiyǎng" 모유수유에 대한 "**世界 卫生 组织(WHO)** Shìjiè wèishēng zǔzhī"의 권장내용입니다.

1. 产后 一 个 小时 内 开始 哺乳。
   Chǎnhòu yí gè xiǎoshí nèi kāishǐ bǔrǔ.
   출산 후 1시간내 수유를 시작하세요.

2. 实施 24 个 小时 母婴 同室。
   Shíshī 24 gè xiǎoshí mǔyīng tóngshì.
   24시간 모자동실을 실시하세요.

3. 坚持 纯 母乳 喂养 6 个 月。
   Jiānchí chún mǔrǔ wèiyǎng 6 gè yuè.
   모유수유로만 6개월을 유지하세요.

4. 提倡 母乳 喂养 2 年 以上。
   Tíchàng mǔrǔ wèiyǎng 2 nián yǐshàng.
   2년 이상 모유수유를 하세요.

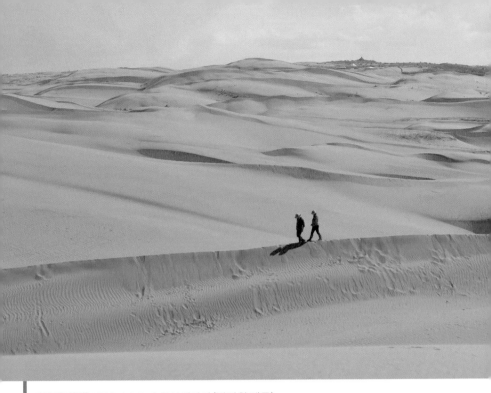

库布齐沙漠 Kùbùqí shāmò 쿠부치사막(박지원 제공)

【会话+1-+10】

初次 来 医院 时 填写 问诊表 1
(个人 信息 和 病史 采集表)
Chūcì lái yīyuàn shí tiánxiě wènzhěnbiǎo 1
(Gèrén xìnxī hé bìngshǐ cǎijíbiǎo)

1. 请 写 姓名。
   Qǐng xiě xìngmíng.

2. 请 写 身份证 号码。
   Qǐng xiě shēnfènzhèng hàomǎ.

3. 请 写 手机 号码。
   Qǐng xiě shǒujī hàomǎ.

4. 请 写 电子 邮件 地址。
   Qǐng xiě diànzǐ yóujiàn dìzhǐ.

5. 请 写 地址。
   Qǐng xiě dìzhǐ.

1. 이름을 쓰십시오.

2. 신분증 번호를 쓰십시오.

3. 핸드폰 번호를 쓰십시오.

4. 이메일 주소를 쓰십시오.

5. 주소를 쓰십시오.

1. 初次 来院 [chūcì láiyuàn] 처음 내원하다.

2. 填写 [tiánxiě] 동사 (일정한 양식에) 써넣다. 기입하다.

3. 问诊表 [wènzhěnbiǎo] 문진표

4. 个人 信息 [gèrén xìnxī] 개인정보

5. 病史 [bìngshǐ] 명사 병력

6. 采集表 [cǎijíbiǎo] 수집표

7. 写 [xiě] 동사 글씨를 쓰다.

8. 姓名 [xìngmíng] 명사 이름, 성명

9. 身份证 号码 [shēnfènzhèng hàomǎ] 신분증 번호

10. 手机 号码 [shǒujī hàomǎ] 핸드폰 번호

11. 电子 邮件 地址 [diànzǐ yóujiàn dìzhǐ] 이메일 주소

12. 地址 [dìzhǐ] 명사 소재지, 주소

진료예약 관련의 중국어 표현을 살펴보겠습니다.

我 想 预约 这周 的 门诊。
Wǒ xiǎng yùyuē zhèzhōu de ménzhěn.
이번주의 진료를 예약하고 싶습니다.

我 帮 您 预约。
Wǒ bāng nín yùyuē.
예약을 도와드리겠습니다.

我 打 电话 预约 了。
Wǒ dǎ diànhuà yùyuē le.
전화로 예약했어요.

您 预约 了 吗?
Nín yùyuē le ma?
예약하셨습니까?

我 没有 预约。
Wǒ méiyǒu yùyuē.
예약 안 했어요.

会话 +1

처음 내원하였을 때 문진표 작성하기 2
(개인정보 및 병력수집표)

初次 来 医院 时 填写 问诊表 2
(个人 信息 和 病史 采集表)
Chūcì lái yīyuàn shí tiánxiě wènzhěnbiǎo 2
(Gèrén xìnxī hé bìngshǐ cǎijíbiǎo)

6. 你 结婚 了 吗?
   Nǐ jiéhūn le ma?

7. 你 有 几 个 孩子?
   Nǐ yǒu jǐ gè háizi?

8. 孩子 是 自然 分娩 的 还是 剖腹产 的?
   Háizi shì zìrán fēnmiǎn de háishì pōufùchǎn de?

9. 流过 几 次 产?
   Liúguo jǐ cì chǎn?

10. 如果 没有 结婚, 有过 性生活 吗?
    Rúguǒ méiyǒu jiéhūn, yǒuguo xìngshēnghuó ma?

6. 결혼하셨습니까?

7. 몇 명의 자녀가 있습니까?

8. 자녀는 자연분만하셨습니까? 제왕절개하셨습니까?

9. 유산은 몇 번 있으십니까?

10. 결혼하지 않았다면 성관계를 한 적이 있으십니까?

1. 结婚 [jiéhūn] 동사 결혼하다.

2. 几个 [jǐgè] 몇 개

3. 孩子 [háizi] 명사 자녀, 자식

4. 自然 分娩 [zìránfēnmiǎn] 자연분만(vaginal delivery)

5. 剖腹产 [pōufùchǎn] 명사 제왕절개(cesarean section)

6. 流产 [liúchǎn] 명사, 동사 유산(하다) (abortion)

7. 性生活 [xìngshēnghuó] 명사 성생활

注 释

중국어로 병원에서 접수하는 것은 "挂号"라고 합니다. 접수와 관련된 표현을 살펴보겠습니다.

请问, 哪儿 挂号?
Qǐngwèn, nǎr guàhào?
말씀 좀 여쭙겠습니다. 어디서 접수하나요?

您 挂号 了 吗?
Nín guàhào le ma?
접수하셨습니까?

我 已经 挂号 了。
Wǒ yǐjīng guàhào le.
이미 접수했습니다.

请 稍等 一下。
Qǐng shāoděng yíxià.
잠깐만 기다리십시오.

请 问, 挂号 处 哪儿?
Qǐngwèn, guàhàochù nǎr?
접수처가 어디인가요?

会话+2

初次 来 医院 时 填写 问诊表 3
(个人 信息 和 病史 采集表)

Chūcì lái yīyuàn shí tiánxiě wènzhěnbiǎo 3
(Gèrén xìnxī hé bìngshǐ cǎijíbiǎo)

11. 末次 月经 是 哪天 开始 的?
   Mòcì yuèjīng shì nǎ tiān kāishǐ de?

12. 月经 规律 吗?
   Yuèjīng guīlǜ ma?

13. 有 痛经 吗?
   Yǒu tòngjīng ma?

14. 月经量 多 吗?
   Yuèjīngliàng duō ma?

15. 月经期 一般 几 天?
   Yuèjīngqī yìbān jǐ tiān?

11. 마지막 생리는 몇 일에 시작하였습니까?

12. 생리는 규칙적인가요?

13. 생리통은 있나요?

14. 생리량은 많은가요?

15. 생리기간은 몇 일이나 되나요?

1. 末次 月经的 开始天 [mòcìyuèjīng de kāishǐtiān] 최종월경 시작일(last menstrual period, LMP)

2. 月经 [yuèjīng] 명사 월경

3. 规律 [guīlǜ] 형용사 규칙적이다.

4. 痛经 [tòngjīng] 명사 생리통

5. 月经量 [yuèjīngliàng] 월경량

6. 月经期 [yuèjīngqī] 월경기간

7. 一般 [yìbān] 형용사 같다. 어슷비슷하다.

8. 几天 [jǐ tiān] 며칠

注 释

"您 贵 姓?"

상대방에 이름을 물을 때 "你 叫 什么 名字? Nǐ jiào shénme mingzi?" 이렇게 말하면 "너 이름 뭐니?" 라고 해석되며 약간은 예의 없는 표현이 됩니다. 병원에서는 이렇게 물으면 좋겠습니다. "您 贵 姓? Nín guì xìng?" "성함이 어떻게 되세요?"

처음 내원하였을 때 문진표 작성하기 4
(개인정보 및 병력수집표)

初次 来 医院 时 填写 问诊表 4
(个人 信息 和 病史 采集表)
Chūcì lái yīyuàn shí tiánxiě wènzhěnbiǎo 4
(Gèrén xìnxī hé bìngshǐ cǎijíbiǎo)

16. 绝经 了 吗? 什么 年龄 绝经 的?
   Juéjīng le ma? Shénme niánlíng juéjīng de?

17. 绝经 后 在 服用 激素药 吗?
   Juéjīng hòu zài fúyòng jīsùyào ma?

18. 有 避孕 措施 吗?
   Yǒu bìyùn cuòshī ma?

19. 用 什么 方法 避孕?
   Yòng shénme fāngfǎ bìyùn?

20. 最后 一 次 宫颈癌 检查 是 什么 时候 做 的?
   Zuìhòu yí cì gōngjǐngái jiǎnchá shì shénme shíhou zuò de?

16. 폐경이 되셨나요? 몇 세에 폐경이 되셨습니까?

17. 폐경 후 호르몬제를 복용하고 있으십니까?

18. 현재 피임 중이십니까?

19. 피임은 어떤 방법으로 하고 있습니까?

20. 마지막 자궁경부암검사는 언제 하셨습니까?

1. 绝经 [juéjīng] 동사 폐경이 되다.

2. 什么年龄 [shénme niánlíng] 몇 세

3. 服用 [fúyòng] 동사 (약을)먹다.

4. 激素 [jīsù] 명사 호르몬(hormone)

5. 激素药 [jīsùyào] 호르몬약

6. 避孕 [bìyùn] 명사 피임(contraception)

7. 措施 [cuòshī] 명사, 동사 조치(하다)

8. 方法 [fāngfǎ] 명사 방법, 수단, 방식

9. 宫颈癌 [gōngjǐngái] 명사 자궁경부암(cervical cancer)

전화번호는 "电话 号码 Diànhuà hàomǎ" "手机 号码 Shǒujī hàomǎ"입니다. 전화번호를 대답할 때 주의해야 할 것은 "1"을 "yī"라고 읽지 않고 "yāo"라고 읽습니다.

A: 您 的 电话 号码 是 多少?
　　Nín de diànhuà hàomǎ shì duōshao?
　　전화번호가 몇 번입니까?

B: 136-2111-7038.
　　幺三六-二幺幺幺-七零三八
　　Yāo sān liù-èr yāo yāo yāo-qī líng sān bā
　　136-2111-7038번입니다.

会话+4

初次 来 医院 时 填写 问诊表 5
(个人 信息 和 病史 采集表)

Chūcì lái yīyuàn shí tiánxiě wènzhěnbiǎo 5
(Gèrén xìnxī hé bìngshǐ cǎijíbiǎo)

21. 做过 全身 麻醉 的 手术 吗?
   Zuòguo quánshēn mázuì de shǒushù ma?

22. 有 在 治疗 的 病 吗?
   Yǒu zài zhìliáo de bìng ma?

23. 有 在 服用 的 药 吗?
   Yǒu zài fúyòng de yào ma?

24. 对 特定 物质 或 药物 有 过敏 反应 吗?
   Duì tèdìng wùzhì huò yàowù yǒu guòmǐn fǎnyìng ma?

25. 有 患 乳腺癌、卵巢癌、大肠癌 等 疾病 的 家人 吗?
   Yǒu huàn rǔxiànái, luǎncháoái, dàchángái děng jíbìng de jiārén
   mǎ?

21. 전신마취의 수술을 한 적이 있으십니까?

22. 치료 중인 병이 있으십니까?

23. 복용 중인 약이 있으십니까?

24. 특정 물질이나 약물에 이상반응이 있으십니까?

25. 유방암, 난소암, 자궁경부암, 대장암 등의 병에 걸린 가족이 있으십니까?

1. **全身** [quánshēn] 명사 전신, 온몸

2. **麻醉** [mázuì] 명사·동사 마취(하다)

3. **手术** [shǒushù] 명사 수술

4. **治疗** [zhìliáo] 명사·동사 치료(하다)

5. **病** [bìng] 명사 병

6. **药** [yào] 명사 약, 약물

7. **特定** [tèdìng] 형용사 특정한

8. **物质** [wùzhì] 명사 물질

9. **过敏** [guòmǐn] 명사 알레르기(allergy)

10. **乳腺癌** [rǔxiàn'ái] 유방암(breast cancer)

11. **卵巢癌** [luǎncháo'ái] 난소암(ovarian cancer)

12. **大肠癌** [dàcháng'ái] 대장암(colorectal cancer)

13. **疾病** [jíbìng] 명사 질병, 병

"감사합니다"의 여러 표현을 살펴보겠습니다.

谢谢。
Xièxie.
감사합니다.

非常 感谢。
Fēicháng gǎnxiè.
매우 감사합니다.

再次 表示 感谢。
Zàicì biǎoshì gǎnxiè.
다시 한 번 감사드립니다.

辛苦 了。
Xīnkǔ le.
수고하셨습니다.

诊疗 时 常用 的 基本 会话 1
Zhěnliáo shí chángyòng de jīběn huìhuà 1

1. 你 哪里 不 舒服?
   Nǐ nǎli bù shūfu?

2. 这 种 症状 是 什么 时候 开始 的?
   Zhè zhǒng zhèngzhuàng shi shénme shíhou kāishǐ de?

3. 以前 出现 这 种 症状, 治疗过 吗?
   Yǐqián chūxiàn zhè zhǒng zhèngzhuàng, zhìliáoguo ma?

4. 好 的, 那 我 先 检查 一下。
   Hǎo de, nà wǒ xiān jiǎnchá yíxià.

5. 结果 有点儿 异常。
   Jiéguǒ yǒudiǎnr yìcháng.

1. 어디가 불편하십니까?

2. 이 증상은 언제부터 시작되었습니까?

3. 전에도 이런 증상을 치료하신 적이 있으십니까?

4. 네, 그럼 검사 먼저 해보겠습니다.

5. 결과에 조금 이상 있습니다.

1. **诊疗** [zhěnliáo] 명사.동사 진료(하다)

2. **常用** [chángyòng] 동사 늘 쓰다. 일상적으로 사용하다.

3. **基本** [jīběn] 형용사 기본의, 기본적인, 근본적인 명사 기본, 근본

4. **哪里** [nǎli] 대명사 어디, 어느 곳

5. **不舒服** [bù shūfu] 형용사 불편하다.

6. **症状** [zhèngzhuàng] 명사 증상, 증세

7. **开始** [kāishǐ] 동사 시작되다. 개시하다.

8. **以前** [yǐqián] 명사 이전

9. **治疗** [zhìliáo] 명사.동사 치료(하다)

10. **检查** [jiǎnchá] 동사 검사하다. 점검하다.

11. **结果** [jiēguǒ] 동사 열매가(열매를) 맺다.

12. **异常** [yìcháng] 형용사 이상하다.

"죄송합니다."의 여러 표현이 있습니다. 이 표현도 강도가 조금씩 다릅니다.

1. **不 好 意思。**
   Bù hǎo yìsi.
   (약간 미안한 정도)부끄럽습니다. 유감입니다. 미안합니다.

2. **抱歉。**
   Bàoqiàn.
   (예의바른)미안합니다.

3. **对不起。**
   Duì bù qǐ.
   (정말로, 마음속 깊이)죄송합니다.

강도의 순서: **不好意思** < **抱歉** < **对不起**

会话+6

진료 시 자주 사용되는 기본 회화 2

诊疗 时 常用 的 基本 会话 2
Zhěnliáo shí chángyòng de jīběn huìhuà 2

6. 不是 大 问题, 不用 担心。
   Bú shì dà wèntí, búyòng dānxīn.

7. 服药 的 话, 大部分 都 能 治好。
   Fúyào de huà, dàbùfèn dōu néng zhìhǎo.

8. 一 周 后 见。
   Yì zhōu hòu jiàn.

9. 好 多 了。
   Hǎo duō le.

10. 还 需要 继续 接受 治疗。
    Hái xūyào jìxù jiēshòu zhìliáo.

6. 큰 문제는 아니니 너무 걱정마십시오.

7. 약을 복용하면 대부분은 잘 치료됩니다.

8. 일주일 후에 뵙겠습니다.

9. 많이 좋아졌습니다.

10. 아직 치료를 더 받으셔야겠습니다.

生词

1. 问题 [wèntí] 명사 (해답, 해석 등을 요구하는)문제, 질문
2. 不用 [búyòng] 동사 ~할 필요가 없다.
3. 担心 [dānxīn] 동사 염려하다. 걱정하다.
4. 服药 [fúyào] 동사 약을 먹다.
5. 大部分 [dàbùfen] 명사 대부분 부사 대부분, 거의 다
6. 还 [hái] 부사 아직, 아직도, 여전히
7. 需要 [xūyào] 동사 요구되다. 필요로 하다.
8. 继续 [jìxù] 명사, 동사 계속(하다)
9. 接受 [jiēshòu] 동사 받아들이다. 수락하다. 받다.

注释

병원 내의 장소 병칭에 대해 살펴보겠습니다.

咨询台 Zīxúntái 안내	挂号处 Guàhàochù 접수처	诊室 Zhěnshì 진료실
手术室 Shǒushùshì 수술실	病房 Bìngfáng 입원실	急诊室 Jízhěnshì 응급실
重症监护室 Zhòngzhèng jiānhùshì 중환자실	分娩室 Fēnmiǎnshì 분만실	化验室 Huàyànshì 검사실
透视室 Tòushìshì 엑스레이실	注射室 Zhùshèshì 주사실	药房 Yàofáng 약방

会话+7

阴道 炎症 1
Yīndào yánzhèng 1

医生: 你 怎么 了? 你 哪里 不 舒服?
Yīshēng: Nǐ zěnme le? Nǐ nǎli bù shūfu?

患者: 三 天 前 性关系 后, 出来 了 黄色 的 分泌物。
Huànzhě: Sān tiān qián xìngguānxi hòu, chūlái le huángsè de fēnmiwù.

医生: 有没有 异味 或 发痒?
Yīshēng: Yǒuméiyǒu yìwèi huò fāyǎng?

患者: 有 异味, 也 很 痒。
Huànzhě: Yǒu yìwèi, yě hěn yǎng.

의사: 어디가 불편하십니까?

환자: 3일 전 성관계 후에 누런 분비물이 많이 나와요.

의사: 냄새가 나거나 가렵지는 않습니까?

환자: 냄새도 나고 가렵기도 했어요.

生词

1. 阴道 [yīndào] 명사 질

2. 炎症 [yánzhèng] 명사 염증

3. 患者 [huànzhě] 명사 환자

4. 你 怎么 了?[nǐ zěnme le] 어떻게 된 일이니? 무슨 일 있어?

5. 性关系 [xìngguānxi] 명사 성관계

6. 黄色 [huángsè] 명사 노란색

7. 分泌物 [fēnmìwù] 명사 분비물

8. 异味 [yìwèi] 명사 독특한 냄새, 이상한 냄새

9. 发痒 [fāyǎng] 동사 가렵게 되다. 근질근질하다. 가려움이 생기다.

注释

阴道炎症 Yīndào yánzhèng **외음부 및 질염 종류**

白假丝酵母菌病
Báijiǎsījiàomǔjūnbìng
칸디다질염(Candida albicans)

细菌性阴道病
Xìjūnxìngyīndàobìng
세균성질염(Bacterial vaginosis)

滴虫阴道炎
Dīchóngyīndàoyán
트리코모나스질염(Trichomonas vaginalis)

会话+8

阴道 炎症 2
Yīndào yánzhèng 2

 医生: 做 一 个 炎症 病原体 检查 和 治疗。
Yīshēng: Zuò yī gè yánzhèng bìngyuántǐ jiǎnchá hé zhìliáo.

 患者: 嗯、男朋友 也 要 一起 治疗 吗?
Huànzhě: Èn, nánpéngyou yě yào yìqǐ zhìliáo ma?

 医生: 那个 结果 出来 后 才 能 知道。
Yīshēng: Nàge jiéguǒ chūlái hòu cái néng zhīdào.

 患者: 明白 了。
Huànzhě: Míngbai le.

 의사: 분비물 검사와 치료를 하겠습니다.

환자: 네, 남자친구도 같이 치료해야 하나요?

의사: 그건 결과 나와야 알 수 있을 것 같습니다.

환자: 알겠어요.

1. 炎症 病原体 [yánzhèng bìngyuántǐ] 염증병원체

2. 男朋友 [nánpéngyou] 명사 (남자)애인

3. 一起 [yìqǐ] 부사 같이, 더불어, 함께

4. 知道 [zhīdào] 동사 알다. 이해하다.

5. 明白 [míngbai] 형용사 분명하다. 명확하다. 깨닫다. 이해하다.

性传播疾病 Xìngchuánbō jíbìng 성매개질병(Sexually transmitted diseases, STD) 1

性传播 疾病 Xìngchuánbō jíbìng 성매개 질병	病原体 Bìngyuántǐ 병원체
衣原体 感染 Yīyuántǐ gǎnrǎn 클라미디아 감염증 (Genitalchlamydial infection)	沙眼 衣原体 Shāyǎn yīyuántǐ Chlamydia trachomatis
淋病 Lìnbìng 임질(Gonorrhea)	淋病 奈瑟菌 Lìnbìng nàisèjūn Neisseria gonorrhoeae
生殖器 疱疹 Shēngzhíqì pàozhěn 생식기포진(Genital herpes)	单纯 疱疹 病毒 2型 Dānchún pàozhěn bìngdú 2 xíng Herpes simplex virus 2, HSV2

会话+9

宫颈癌(cercical cancer) 检查 1
Gōngjǐngái jiǎnchá 1

 医生: 你 哪里 不 舒服?
Yīshēng: Nǐ nǎli bù shūfu?

 患者: 我 来 做 宫颈癌(cercical cancer) 检查。
Huànzhě: Wǒ lái zuò gōngjǐngái jiǎnchá.

 医生: 最后 一 次 宫颈癌(cercical cancer) 检查 是 什么 时候 做 的? 有没有 异常?
Yīshēng: Zuìhòu yí cì gōngjǐngái jiǎnchá shì shénme shíhou zuò de? Yǒuméiyǒu yìcháng?

 患者: 两 年 前 做 的。结果 正常。
Huànzhě: Liǎng nián qián zuò de. Jiéguǒ zhèngcháng.

의사: 어디가 불편하십니까?

환자: 자궁경부암검사하려 왔습니다.

의사: 마지막 자궁경부암검사는 언제 하셨나요? 이상은 없었습니까?

환자: 2년 전이요. 정상이었습니다.

生词

1. 宫颈癌 [gōngjǐngái] 명사 자궁경부암 (cercical cancer)

注释

宫颈癌 病因 Gōngjǐngái bìngyīn **자궁경부암 원인**

1. 人乳头瘤 病毒
   Rénrǔtóuliú bìngdú
   인유두종바이러스
   (Human papilloma virus)

2. 性生活 过 早
   Xìngshēnghuó guò zǎo
   조기 성생활 시작

3. 多 个 性伴侣
   Duō gè xìngbànlǚ
   여러 명의 파트너

4. 吸烟
   Xīyān
   흡연

5. 免疫 功能 低下
   Miǎnyì gōngnéng dīxià
   면역 기능 저하

6. HIV 感染
   HIV gǎnrǎn
   HIV감염

7. 经济 状况 低下
   Jīngjì zhuàngkuàng dīxià
   낮은 경제상황

会话+10

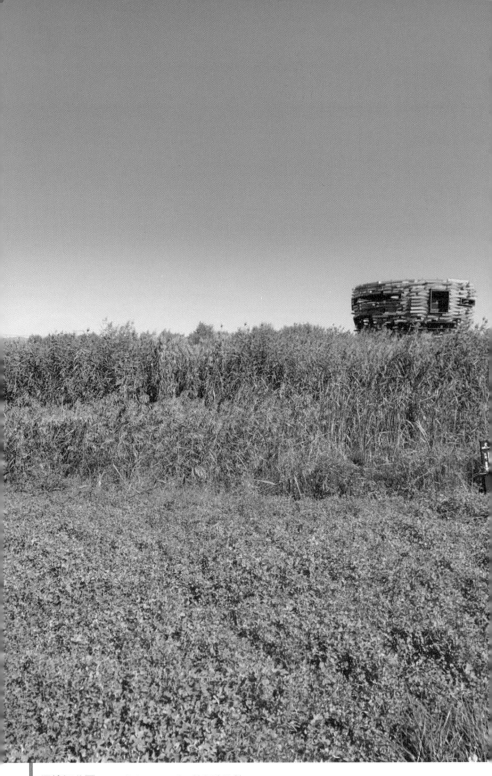

温榆河公园 Wēnyúhé gōngyuán 원유강공원

【会话+11-+20】

자궁경부암검사 2

宫颈癌(cercical cancer) 检查 2
Gōngjǐngái jiǎnchá 2

医生: 宫颈癌(cercical cancer) 检查 包含 宫颈 细胞学 检查、人乳头瘤 病毒(HPV) 检查、阴道镜 检查(colposcopy)。
Yīshēng: Gōngjǐngái jiǎnchá bāohán gōngjǐng xìbāoxué jiǎnchá, rénrǔtóuliú bìngdú jiǎnchá, yīndàojìng jiǎnchá.

三 种 一块儿 检查 的 时候, 更 准确。要 一块儿 做 吗?
Sān zhǒng yíkuàir jiǎnchá de shíhou, gèng zhǔnquè. Yào yíkuàir zuò ma?

患者: 好 的。
Huànzhě: Hǎo de.

의사: 자궁경부암검사는 세포진검사, HPV검사, 자궁경부확대촬영술 세 가지가 포함됩니다.

세 가지 같이하면 정확도가 높습니다. 같이 하시겠습니까?

환자: 네.

1. 包含 [bāohán] 동사 포함하다.

2. 细胞学 [xìbāoxué] 세포학.

3. 人乳头瘤 病毒 [rénrǔtóuliú bìngdú] 인유두종바이러스(Human papilloma virus, HPV)

4. 阴道镜 检查 [yīndàojìng jiǎnchá] 질경검사, 자궁경부확대경검사(colposcopy)

5. 一块儿 [yīkuàir] 부사 함께, 같이

6. 准确 [zhǔnquè] 형용사 정확하다.

注释

性传播疾病 Xìngchuánbō jíbìng 성매개질병(Sexually transmitted diseases, STD) 2

性传播 疾病 Xìngchuánbō jíbìng 성매개질병	病原体 Bìngyuántǐ 병원체
尖锐湿疣 Jiānruì shīyóu 콘딜로마 (Condyloma acuminata)	人乳头瘤 病毒 Rénrǔtóuliú bìngdú Human papilloma virus 6,11 (HPV6, HPV11)
传染性 软疣 Chuánrǎnxìng ruǎnyóu 물사마귀 (Molluscum contagiosum)	痘 病毒 Dòu bìngdú Poxvirus
梅毒 Méidú 매독(Sypilis)	梅毒 螺旋体 Méidú luóxuántǐ Treponema pallidum

会话+11

복통

腹疼
Fùténg

 医生: 你 怎么 了?
Yīshēng: Nǐ zěnme le?

 患者: 三 天 前 开始 下腹 隐隐 作痛。
Huànzhě: Sān tiān qián kāishǐ xiàfù yǐnyǐn zuòtòng.

 医生: 这样 的 症状 治疗过 吗?
Yīshēng: Zhèyàng de zhèngzhuàng zhìliáoguo ma?

 患者: 以前 偶尔 有, 这 是 第一 次 来 医院。
Huànzhě: Yǐqián ǒu'ěr yǒu, zhè shì dì yí cì lái yīyuàn.

 医生: 好, 先 做 一 个 骨盆 检查(pelvic examination)。
Yīshēng: Hǎo, xiān zuò yí gè gǔpén jiǎnchá.

 患者: 好 的。
Huànzhě: Hǎo de.

의사: 무슨 일 있으세요?

환자: 3일 전부터 아랫배가 살살 아파요.

의사: 이런 증상을 치료한 적 있으신가요?

환자: 전에 가끔 있었지만, 병원은 처음 왔어요.

의사: 우선 내진하겠습니다.

환자: 네.

1. 腹疼 [fùténg] 하복통

2. 下腹 [xiàfù] 명사 아랫배, 하복부

3. 隐隐 [yǐnyǐn] 형용사 은은하다.

4. 隐隐作痛 [yǐnyǐn zuòtòng] 살살 아프다.

5. 症状 [zhèngzhuàng] 명사 (병의)증상, 증세

6. 偶尔 [ǒu'ěr] 부사 간혹

7. 骨盆检查 [gǔpén jiǎnchá] 골반검사(pelvic examination)

부인과 진찰 명칭을 보겠습니다.

1. 阴道窥器检查
   Yīndào kuīqì jiǎnchá
   질검사경(Speculum examination)

2. 双合诊
   Shuāng hé zhěn
   두손진찰(Bimanual examination)

3. 三合诊
   Sān hé zhěn
   곧창자질진찰(Rectovaginal examination)

会话+12

출혈1

出血 1
Chūxiě 1

医生: 你 怎么 了? 哪里 不 舒服?
Yīshēng: Nǐ zěnme le? Nǎli bù shūfu?

患者: 三 天 前 开始 流血。
Huànzhě: Sān tiān qián kāishǐ liúxiě.

医生: 末次 月经 是 什么 时候 开始 的?
Yīshēng: Mòcì yuèjīng shì shénme shíhou kāishǐ de?

患者: 十 天 前 开始 的。
Huànzhě: Shí tiān qián kāishǐ de.

医生: 上个 月 也 有 这样 的 症状 吗?
Yīshēng: Shàng gè yuè yě yǒu zhèyàng de zhèngzhuàng ma?

患者: 上个 月 也 有。
Huànzhě: Shàng gè yuè yě yǒu.

의사: 무슨 일 있으세요? 어디가 불편하십니까?

환자: 3일 전부터 피가 나와요.

의사: 마지막 생리는 언제 시작하였습니까?

환자: 10일 전에요.

의사: 지난 달에도 이런 증상이 있었습니까?

환자: 있었어요.

生词

1. 出血 [chūxiě] 동사 출혈하다.
2. 流血 [liúxiě] 피를 흘리다.
3. 上个月 [shànggè yuè] 지난달

注释

外生殖器 Wàishēngzhíqì 외생식기(external genitalia)의 해부학적 명칭
(人民卫生出版社 妇产科学 第9版 인용)

1. 外阴
   Wàiyīn
   외음(vulva)

2. 阴阜
   Yīnfù
   치구(mons pubis)

3. 大阴唇
   Dà yīnchún
   대음순(major labium)

4. 小阴唇
   Xiǎo yīnchún
   소음순(mimer labium)

5. 阴蒂
   Yīnshēn
   클리토리스(clitoris)

6. 阴道前庭
   Yīndàoqiántíng
   질전정(vaginal vestibule)

7. 尿道口
   Niàodàokǒu
   요도입구(urethral orifice)

8. 阴道口
   Yīndàokǒu
   질입구(vagianl orifice)

9. 处女膜
   Chǔnǚmó
   처녀막(hymen)

10. 会阴体
    Huìyīntǐ
    회음체(perineal body)

11. 肛门
    Gānmén
    항문(anus)

会话+13

出혈 2

出血 2
Chūxiě 2

 医生: 避孕(contraception) 是 怎么 做 的 呢?
Yīshēng: Bìyùn shì zěnme zuò de ne?

 患者: 子宫 内 有 一 个 节育器(IUD)。
Huànzhě: Zǐgōng nèi yǒu yí gè jiéyùqì.

 医生: 为了 确认 有没有 问题, 需要 超声、宫颈癌、阴道 炎
症 检查 等 等。
Yīshēng: Wèile quèrèn yǒu méiyǒu wèntí, xūyào chāoshēng,
gōngjǐngái, yīndào yánzhèng jiǎnchá děng děng.

你 愿意 做 吗?
Nǐ yuànyi zuò ma?

 患者: 没 问题。
Huànzhě: Méi wèntí.

의사: 피임은 어떻게 하고 있습니까?

환자: 루프를 하고 있습니다.

의사: 문제가 있는지 알기 위해 초음파, 자궁경부암, 질염검사 등을 해야 합니다.

검사하시겠습니까?

환자: 네.

1. 避孕 [bìyùn] 명사, 동사 피임(하다) (contraception)
2. 节育器 [jiéyùqì] 자궁내피임기구(intrauterine device, IUD)
3. 愿意 [yuànyì] 동사 ~하기를 바라다. 동의하다.

注释

内生殖器 Nèishēngzhìqì 내생식기(internal genitalia)의 해부학적 명칭
(人民卫生出版社 妇产科学 第9版 인용)

1. 阴道 Yīndào 질(vagina)

2. 子宫 Zǐgōng 자궁(uterus)

3. 子宫 韧带 Zǐgōng rèndài 자궁인대(uterine ligament)

   1) 阔韧带 Kuò rèndài broad ligament

   2) 圆韧带 Yuán rèndài round ligament

   3) 主韧带 Zhǔ rèndài cardinal ligament

   4) 宫底韧带 Gōngdǐ rèndài uterosacral ligament

4. 输卵管 Shūluǎnguǎn 나팔관(fallopian tube)

5. 卵巢 Luǎncháo 난소(ovary)

会话 +15

난소 양성 종양

良性 卵巢 肿瘤(benign ovarian mass)
Liángxìng luǎncháo zhǒngliú

医生: 你 哪里 不 舒服?
Yīshēng: Nǐ nǎli bù shūfu?

患者: 六 个 月 前 发现 了 一 个 卵巢 肿瘤(ovarian mass), 想
知道 有没有 变大。
Huànzhě: Liù gè yuè qián fāxiàn le yí gè luǎncháo zhǒngliú, xiǎng
zhīdào yǒuméiyǒu biàn dà.

医生: 好 的。
Yīshēng: Hǎo de.

患者: 我 以前 做过 几 个 肿瘤 标志物 检查, 今天 能 一起
检查 吗?
Huànzhě: Wǒ yǐqián zuòguo jǐ gè zhǒngliú biāozhìwù jiǎnchá,
Jīntiān néng yìqǐ jiǎnchá ma?

医生: 行, 超声 和 肿瘤 标志物 检查 一起 做 吧。
Yīshēng: Xíng, chāoshēng hé zhǒngliú biāozhìwù jiǎnchá yìqǐ zuò ba.

患者: 好 的。
Huànzhě: Hǎo de.

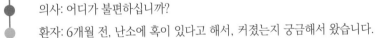

의사: 어디가 불편하십니까?

환자: 6개월 전, 난소에 혹이 있다고 해서, 커졌는지 궁금해서 왔습니다.

의사: 네.

환자: 전에 몇개의 난소암표지물 검사도 같이 하였는데, 오늘 같이해도 되
나요?

의사: 네, 초음파, 난소암표지물 검사 같이하겠습니다.

환자: 네.

1. 良性 [liángxìng] 명사 양성(benign)
2. 卵巢 [luǎncháo] 명사 난소(ovary)
3. 肿瘤 [zhǒngliú] 명사 종양(mass)
4. 肿瘤标志物 [zhǒngliú biāozhìwù] 종류표지물

중국어 숫자 읽기

一	二	三	四	五	六	七	八	九
yī	èr	sān	sì	wǔ	liù	qī	bā	jiǔ
1	2	3	4	5	6	7	8	9
十	二十	三十	四十	五十	六十	七十	八十	九十
shí	èrshí	sānshí	sìshí	wǔshí	liùshí	qīshí	bāshí	jiǔshí
10	20	30	40	50	60	70	80	90
一百	两百	三百	四百	五百	六百	七百	八百	九百
yībǎi	liǎngbǎi	sānbǎi	sìbǎi	wǔbǎi	liùbǎi	qībǎi	bābǎi	jiǔbǎi
100	200	300	400	500	600	700	800	900

一千	两千	三千	一点二	二十七
yīqiān	liǎngqiān	sānqiān	yìdiǎnèr	èrshíq
1000	2000	3000	1.2	27

三百八十	两千一百	三百零五	零
sānbǎibāshí	liǎngqiānyībǎi	sānbǎilíngwǔ	líng
380	2100	305	0

생리통

痛经(dysmenorrhea)
Tòngjīng

医生: 你 怎么 了?
Yīshēng: Nǐ zěnme le?

患者: 痛经(dysmenorrhea) 太 厉害 了。
Huànzhě: Tòngjīng tài lihai le.

医生: 每次 痛经 都 很 厉害 吗?
Yīshēng: Měicì tòngjīng dōu hěn lihai ma?

患者: 原来 稍微 有点儿 痛经, 不过 这 次 更 厉害。
Huànzhě: Yuánlái shāowēi yǒudiǎnr tòngjīng, búguò zhè cì gèng
lihai.

医生: 吃 止痛药 了 吗?
Yīshēng: Chī zhǐtòngyào le ma?

患者: 已经 吃 了, 可是 没用。
Huànzhě: Yǐjīng chī le, kěshì méi yòng.

의사: 무슨 일 있으세요?

환자: 생리통이 너무 심해요.

의사: 매번 생리통이 심하신가요?

환자: 원래는 통증이 조금만 있었는데, 요번에는 너무 심해요.

의사: 진통제 복용하셨습니까?

환자: 이미 먹었는데 소용없어요.

生词

1. 痛经 [tòngjīng] 명사 생리통, 월경통(dysmenorrhea)

2. 厉害 [lìhai] 형용사 대단하다.

3. 原来 [yuánlái] 명사,부사 원래, 본래

4. 稍微 [shāowēi] 부사 조금, 약간

5. 止痛药 [zhǐtòngyào] 진통제

注释

월경과 관련된 표현들을 살펴보겠습니다.

月经 周期
Yuèjīng zhōuqī
월경주기
(Menstrural cycle)

月经量
Yuèjīngliàng
월경량
(Menstrual amount)

痛经
Tòngjīng
월경통
(Dysmenorrhea)

经前期 综合征
Jīng qiánqī zōnghézhēng
생리전증후군
(Premenstrual syndrome)

多囊 卵巢 综合症
Duōnáng luǎncháo zōnghézhèng
다낭성난소증후군
(Polycystic ovary syndrome, PCOS)

卫生巾
Wèishēngjīn
생리대
(Sanitary pad)

会话+16

무월경1

闭经(amenorrhea) 1
Bìjīng 1

 医生: 你 怎么 了? 你 哪里 不 舒服?
Yīshēng: Nǐ zěnme le? Nǐ nǎli bù shūfu?

 患者: 三 个 月 没有 月经 了。
Huànzhě: Sān gè yuè méiyǒu yuèjīng le.

 医生: 平时 月经 周期 规律 吗?
Yīshēng: Píngshí yuèjīng zhōuqī guīlǜ ma?

 患者: 有点儿 不 规律。
Huànzhě: Yǒudiǎnr bù guīlǜ.

 의사: 무슨 일 있으세요? 어디가 불편하십니까?

 환자: 3달째 생리가 없어요.

의사: 평소에 생리주기는 규칙적인가요?

환자: 조금 불규칙적이예요.

1. 闭经 [bìjīng] 명사 무월경(amenorrhea)

무월경 증상이 나타나는 질병을 살펴보겠습니다.

闭经
Bìjīng
무월경
(Amenorrhea)

原发性 闭经
Yuánfāxìng bìjīng
원발성 무월경
(Primary amenorrhea)

继发性 闭经
Jìfāxìng bìjīng
이차성 무월경
(Secondary amenorrhea)

卵巢 早衰
Luǎncháo zǎoshuāi
조기난소부전
(Premature ovarian failure)

多囊 卵巢 综合症
Duōnáng luǎncháo zōnghézhèng
다낭성난소증후군
(Polycystic ovary syndrome, PCOS)

绝经
Juéjīng
폐경
(Menopause)

会话+17

무월경 2

闭经(amenorrhea) 2
Bìjīng 2

 医生: 有 可能 是 怀孕 吗?
Yīshēng: Yǒu kěnéng shì huáiyùn ma?

 患者: 是, 但是 做 的 孕试纸 检查(u-HCG test) 是 阴性。
Huànzhě: Shì, dànshi zuò de yùnshìzhǐ jiǎnchá shi yīnxing

 医生: 好, 做 一下 超声 检查(US) 吧。
Yīshēng: Hǎo, zuò yíxià chāoshēng jiǎnchá ba

如果 没有 异常, 还 要 做 相关 的 激素 检测。
Rúguǒ méiyǒu yìcháng, hái yào zuò xiāngguān de jīsù jiǎncè.

 患者: 好 的。
Huànzhě: Hǎo de.

 의사: 임신일 수도 있나요?

환자: 네, 근데 임신반응검사는 음성이에요.

의사: 네, 초음파검사 하겠습니다.

만약 이상이 없으면, 관련된 호르몬검사도 해야 합니다.

환자: 네.

1. **怀孕** [huáiyùn] 동사 임신하다.

2. **孕试纸** [yùnshìzhǐ] 임신검사시약지(u-HCG test)

3. **阴性** [yīnxìng] 명사 음성

4. **相关** [xiāngguān] 동사 상관되다. 관련되다.

5. **激素** [jīsù] 명사 호르몬(hormone)

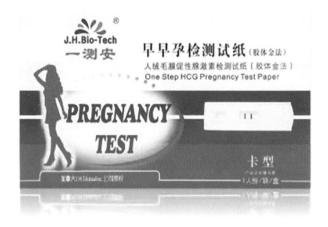

"**孕试纸** yùnshìzhǐ" 임신검사시약지(u-HCG test)

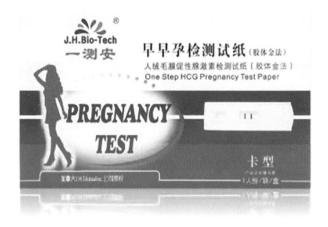

출처: **一测安** (J.H.Bio-Tech)

会话+18

폐경1

绝经(menopause) 1
Juéjīng 1

医生: 你 怎么 了? 哪里 不 舒服?
Yīshēng: Nǐ zěnme le? Nǎli bù shūfu?

患者: 三 个 月 没有 月经 了。
Huànzhě: Sān gè yuè méiyǒu yuèjīng le.

医生: 平时 月经 周期 规律 吗?
Yīshēng: Píngshí yuèjīng zhōuqī guīlǜ ma?

患者: 规律, 不过 周期 越 来 越 短 了。
Huànzhě: Guīlǜ, búguò zhōuqī yuè lái yuè duǎn le.

의사: 무슨 일 있으세요? 어디가 불편하십니까?

환자: 생리가 3개월째 안 나와요.

의사: 그동안은 규칙적이었나요?

환자: 규칙적이에요. 그런데 주기는 짧아지고 있었어요.

生词

1. 绝经 [juéjīng] 동사 폐경이 되다(menopause).
2. 短 [duǎn] 형용사 짧다.

注释

폐경 관련된 용어를 살펴보겠습니다.

围绝经期
Wéijuéjīngqī
폐경전기간
(Perimenopausal period)

绝经 综合征
Juéjīng zōnghézhēng
폐경증후군
(Menopausal syndrome)

月经 紊乱
Yuèjīng wěnluàn
생리불순(월경혼란)
(Menstrual irregularity)

激素补充 治疗
Jīsù bǔchōng zhìliáo
호르본보충요법
(Hormone replacement therapy, HRT)

雌激素
Cíjīsù
난소호르몬
(Estrogen)

孕酮
Yùntóng
황체호르몬
(Progesterone)

会话+19

폐경 2

绝经(menopause) 2
Juéjīng 2

医生: 有 可能 是 怀孕 吗?
Yīshēng: Yǒu kěnéng shì huáiyùn ma?

患者: 我 已经 47 岁 了, 应该 没有 怀孕。
Huànzhě: Wǒ yǐjīng 47 suì le, yīnggāi méiyǒu huáiyùn.

最近 常常 潮红、潮热、夜间 盗汗。
Zuìjìn chángcháng cháohóng, cháorè, yèjiān dàohàn.

医生: 好 的。先 做 一下 怀孕 试纸(u-HCG) 和 超声 检查(US)。
Yīshēng: Hǎo de. Xiān zuò yíxià huáiyùn shìzhǐ hé chāoshēng jiǎnchá.

如果 没有 异常, 还 要 做 绝经 的 激素 检查。
Rúguǒ méiyǒu yìcháng, hái yào zuò juéjīng de jīsù jiǎnchá

患者: 好 的。
Huànzhě: Hǎo de.

의사: 임신 가능성 있으신가요?

환자: 저는 이미 47세라, 아마도 임신은 아닐 거예요.

요새 자주 얼굴도 화끈거리고, 열도 나고, 밤에 식은 땀도 나요.

의사: 네, 우선 임신반응검사와 초음파검사 하겠습니다.

만약 이상이 없으면, 폐경호르몬검사도 해야 합니다.

환자: 네.

生词

1. 怀孕 [huáiyùn] 동사 임신하다.

2. 已经 [yǐjīng] 부사 이미, 벌써

3. 潮红 [cháohóng] 명사 홍조 동사 홍조를 띠다.

4. 潮热 [cháorè] 명사 소모열(중의학)

5. 夜间 [yèjiān] 명사 야간, 밤사이, 밤

6. 盗汗 [dàohàn] 명사 도한, 몸이 쇠약하여 잠잘 때 나는 식은 땀(중의학)

注释

"激素剂 Jīsùjì" 호르몬제 성분의 표현을 보겠습니다.

戊酸雌二醇
Wùsuān cíèrchún
에스트라디올 발레레이트(Estradiol valerate)

结合雌激素
Jiéhé cíjīsù
결합에스트로겐(Conjugated estrogen)

醋酸甲羟孕酮
Cùsuān jiǎqiǎng yùntóng
초산메드록시프로제스테론(Medroxyprogesterone acetate, MPA)

微粒化孕酮
Wéilìhuà yùntóng
미분화 프로게스테론(Micronized progesterone)

会话 +20

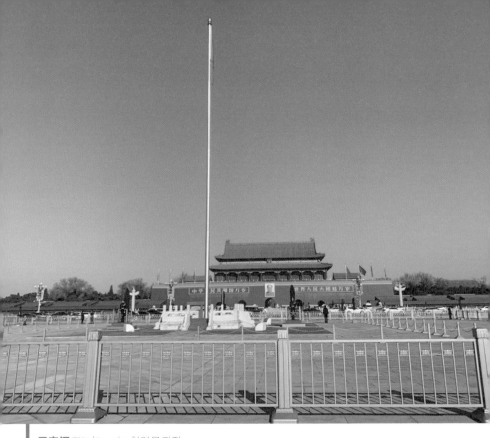

天安门 Tiān'ānmén 천안문광장

호르몬보충요법 1

激素 补充 治疗(hormone replacement therapy, HRT) **1**

Jīsù bǔchōng zhìliáo 1

医生: 你 哪里 不 舒服?
Yīshēng: Nǐ nǎli bù shūfu?

患者: 我 来 开 个 安吉利克(Angelic)。
Huànzhě: Wǒ lái kāi gè ānjílìkè

医生: 服用 激素药 后 身体 怎么样?
Yīshēng: Fúyòng jīsùyào hòu shēntǐ zěnmeyàng?

患者: 潮热 少 了, 睡眠好 多 了。
Huànzhě: Cháorè shǎo le, shuìmián hǎo duō le.

의사: 어디가 불편하십니까?

환자: 안젤릭을 처방받으러 왔습니다.

의사: 호르몬제 복용 후 컨디션은 어떠십니까?

환자: 얼굴 화끈거리는 것이 줄고, 잠도 잘 자요.

生词

1. 激素 补充 治疗 [jīsù bǔchōng zhìliáo] 호르몬보충요법(hormone replacement therapy, HRT)
2. 安吉利克 [ānjílìkè] 안젤릭(Angelic Tab)
3. 睡眠 [shuìmián] 명사, 동사 수면(하다), 잠(자다), 수면

注释

"安吉利克 ānjílìkè" 안젤릭(Angelic Tab)

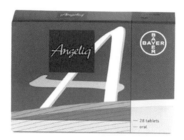

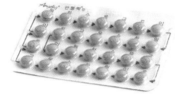

출처: Bayer Global

会话 +21

호르몬보충요법 2

激素 补充 治疗(hormone replacement therapy, HRT) 2

Jīsù bǔchōng zhìliáo 2

 医生: 服用 激素药 的 话, 每年 需要 做 定期 检查。
Yīshēng: Fúyòng jīsùyào de huà, měinián xūyào zuò dìngqī jiǎnchá.

 患者: 我 知道。一 个 月 前 我 已经 做 了。结果 没有 异常。
Huànzhě: Wǒ zhīdào. Yí gè yuè qián wǒ yǐjīng zuò le. Jiéguǒ méiyǒu yìcháng.

 医生: 好 的。我 来 给 你 开药。
Yīshēng: Hǎo de. Wǒ lái gěi nǐ kāiyào.

每天 睡 前 要 按时 服用。
Měitiān shuì qián yào ànshí fúyòng.

의사: 호르몬제를 복용하면 1년마다 정기검진 해야 합니다.

환자: 알고 있어요, 한 달 전에 했는데 이상 없었어요.

의사: 네, 처방하겠습니다.

매일 자기 전 같은 시간에 복용하십시오.

1. 定期 检查 [dìngqī jiǎnchá] 정기검진
2. 按时 [ànshí] 부사 제때에, 규정된 시간대로

性传播疾病 Xìngchuánbō jíbìng 성매개질병(Sexually transmitted diseases, STD) 3

性传播疾病 Xìngchuánbō jíbìng 성매개질병		病原体 Bìngyuántǐ 병원체
艾滋病 Àizībìng 에이즈 (AIDS)	获得性 免疫 缺陷 综合症 Huòdéxìng miǎnyì quēxiàn zònghézhèng 획득성 면역 결핍 종합증(후천면역 결핍증후군) (Acquired immunodeficiency syndrome)	人免疫缺陷 病毒 Rénmiǎnyìquēxiàn bìngdú 인간면역결핍바이러스 (Human immunodeficiency virus, HIV)

会话 +22

피임 1

避孕(contraception) **1**
Bìyùn 1

医生: 你 怎么 了?
Yīshēng: Nǐ zěnme le?

患者: 我 来 咨询 避孕法。
Huànzhě: Wǒ lái zīxún bìyùnfǎ.

医生: 以前 怎么 避孕?
Yīshēng: Yǐqián zěnme bìyùn?

患者: 吃 避孕药, 不过 常常 忘 吃 药。
Huànzhě: Chī bìyùnyào, búguò chángcháng wàng chī yào.

의사: 무슨 일 있으십니까?

환자: 피임법을 상담하러 왔어요.

의사: 이전에는 어떻게 피임하셨습니까?

환자: 피임약을 먹었는데, 자꾸 잊어버려서요.

1. 避孕 [bìyùn] 명사, 동사 피임(하다) (contraception)

2. 咨询 [zīxún] 동사 자문하다. 상의하다. 의논하다.

3. 避孕 药 [bìyùn yào] 피임약

4. 忘 [wàng] 동사 잊다. 망각하다.

여러가지 피임 종류의 표현을 알아보겠습니다.

口服 避孕药	皮肤 贴剂	阴道环
kǒufú bìyùnyào	Pífū tiējì	Yīndàohuán
경구피임약	피임패치	질링

注射针	皮下 植入剂	宫内 节育器
Zhùshèzhēn	Píxià zhírùjì	Gōng nèi jiéyùqì
주사제	피하삽입제	자궁내피임장치

绝育	紧急 避孕	避孕套
Juéyù	Jǐnjí bìyùn	Bìyùntào
불임수술	응급피임	차단피임(콘돔)

会话 +23

会话 +24

피임 2

避孕(contraception) 2
Bìyùn 2

患者: 我 打算 接受 输卵管 结扎术(tubal sterilization operation), 怎么样?
Huànzhě: Wǒ dǎsuàn jiēshòu shūluǎnguǎn jiézāshù, zěnmeyàng?

医生: 输卵管 结扎术 的 避孕率 很 高, 但是 再 想 怀孕 时, 很 难 恢复。
Yīshēng: Shūluǎnguǎn jiézāshù de bìyùnlǜ hěn gāo, dànshì zài xiǎng huáiyùn shí, hěn nán huīfù.

患者: 您 推荐 哪种 避孕法。
Huànzhě: Nín tuījiàn nǎ zhǒng bìyùnfǎ.

医生: 避孕法 很 多。
Yīshēng: Bìyùnfǎ hěn duō.

환자: 난관수술을 생각 중인데 어떨까요?

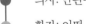의사: 난관수술은 피임률은 높으나, 다시 임신할 때 복귀가 어렵습니다.

환자: 어떤 것이 좋을까요?

의사: 여러가지 방법이 있습니다.

1. **打算** [dǎsuàn] 동사 ~하려고 하다. ~할 작정이다.

2. **接受** [jiēshòu] 동사 받아들이다. 수락하다. 받다. 접수하다.

3. **输卵管 结扎术** [shūluǎnguǎn jiézāshù] 나팔관절찰술 (tubal sterilization operation)

4. **避孕率** [bìyùnlǜ] 피임률

5. **恢复** [huīfù] 동사 회복되다.

6. **推荐** [tuījiàn] 동사 추천하다. 주천하다.

注释

"**优思明** Yōusīmíng" 야스민

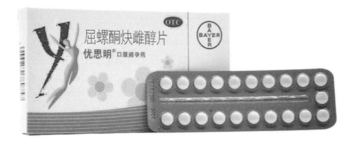

출처: Bayer Global

会话 +24

피임 3

避孕(contraception) 3
Bìyùn 3

医生: 其中 避孕率 高 的 是 避孕药 和 子宫内 节育器(IUD)。
Yīshēng: Qízhōng bìyùnlǜ gāo de shì bìyùnyào hé zǐgōngnèi jiéyùqì.

以前 避孕药 不 合适, 子宫内 节育器(IUD), 怎么样?
Yǐqián bìyùnyào bù héshì, zǐgōngnèi jiéyùqì, zěnmeyàng?

患者: 我 听 你 的。什么 时候 放入?
Huànzhě: Wǒ tīng nǐ de. Shénme shíhòu fàngrù?

医生: 最好 是 月经 刚刚 结束 的 时候。
Yīshēng: Zuìhǎo shì yuèjīng gānggāng jiéshù de shíhou.

의사: 그중 피임률이 높은 것은 피임약과 자궁내피임장치입니다.

전에 피임약이 안 맞았으니, 자궁내피임장치가 어떨까요?

환자: 좋아요. 언제 넣나요?

의사: 제일 좋은 시기는 생리 끝나자마자입니다.

1. **其中** [qízhōng] 명사 그 속, 그 중

2. **子宫内 节育器** [zǐgōngnèi jiéyùqì] 자궁내피임장치(intrauterine device, IUD)

3. **不合适** [bùhéshì] 부적당하다. 적합하지 않다.

4. **放入** [fàngrù] 넣다. 집어넣다.

5. **最好** [zuìhǎo] 부사 (가장)바람직한 것은, (제일)좋기는

6. **刚刚** [gānggāng] 부사 방금, 금방, 막, 지금

7. **结束** [jiéshù] 동사 끝나다. 마치다. 종결하다. 명사 종결, 종료

"**紧急 避孕** [jǐnjí biyùn]" 응급피임

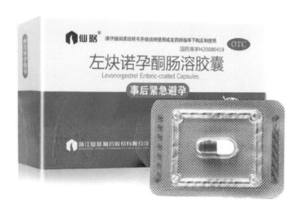

출처: 浙江仙琚制药股份有限公司

자궁근종

子宫 肌瘤(uterine myoma)
Zǐgōng jīliú

医生: 你 怎么 了? 你 哪里 不 舒服?
Yīshēng: Nǐ zěnme le? Nǐ nǎli bù shūfu?

患者: 六 个 月 前 发现 了 一 个 子宫 肌瘤(uterine myoma), 我 来 看看 有没有 变化。
Huànzhě: Liù gè yuè qián fāxiàn le yí gè zǐgōng jīliú, wǒ lái kànkan yǒuméiyǒu biànhuà.

医生: 痛经 和 月经量 跟 平时 的 一样 吗?
Yīshēng: Tòngjīng hé yuèjīngliàng gēn píngshí de yiyàng ma?

患者: 月经量 多 了 一点儿。
Huànzhě: Yuèjīngliàng duō le yidiǎnr .

医生: 好 的, 来 做 个 超声 检查(US) 看看 肌瘤 的 大小 吧。
Yīshēng: Hǎo de, lái zuò gè chāoshēng jiǎnchá kànkan jīliú de dàxiǎo ba.

의사: 무슨 일 있으세요? 어디가 불편하십니까?

환자: 6개월 전에 자궁근종이 발견되어, 변화가 있나 보러 왔습니다.

의사: 생리통과 생리량은 평소와 비슷하십니까?

환자: 생리량이 조금 늘어난 것 같아요.

의사: 네, 초음파검사로 근종크기를 보겠습니다.

1. 子宫 肌瘤 [zǐgōng jīliú] 명사 자궁근종(uterine myoma)

2. 发现 [fāxiàn] 명사,동사 발견(하다)

3. 变化 [biànhuà] 명사,동사 변화(하다), 달라지다. 바뀌다.

4. 超声 检查 [chāoshēng jiǎnchá] 초음파검사(ultrasound, US)

5. 大小 [dàxiǎo] 명사 크기

子宫 肌瘤 Zǐgōng jīliú **자궁근종(Uterine myoma) 위치에 따른 분류**

1. 肌壁间 肌瘤
   Jībìjiān jīliú
   근층내 근종(Intramural myoma)

2. 浆膜下 肌瘤
   Jiāngmóxià jīliú
   장막하 근종(Subseroral myoma)

3. 黏膜下 肌瘤
   Niánmóxià jīliú
   점막하 근종(Submucous myoma)

会话+26

불임증(난임) 1

不 孕症(infertility) 1
Bú yùnzhèng 1

 医生: 你 哪里 不 舒服?
Yīshēng: Nǐ nǎli bù shūfu?

 患者: 我 结婚 一 年 多 了, 一直 没 怀上 孩子。
Huànzhě: Wǒ jiéhūn yì nián duō le, yìzhí méi huáishang háizi.

 医生: 月经 周期 规律 吗?
Yīshēng: Yuèjīng zhōuqī guīlǜ ma?

 患者: 很 规律。在 排卵日 试 了 试 怀孕, 不过 没 怀上。
Huànzhě: Hěn guīlǜ. Zài páiluǎnrì shì le shì huáiyùn, búguò méi huáishang.

의사: 어디가 불편하십니까?

환자: 결혼한 지 일 년 넘었는데 임신이 잘 안돼요.

의사: 생리주기는 규칙적이십니까?

환자: 매우 규칙적이에요. 배란일에 임신시도를 해보았는데 안 되네요.

生词

1. 不孕症 [bùyùnzhèng] 명사 불임증(infertility)
2. 怀上 [huáishàng] 임신하다.
3. 排卵日 [páiluǎnrì] 배란일

注释

월경과 관련된 호르몬 명칭을 알아보겠습니다.

1. 促性腺激素释放激素
   Cùxìngxiànjīsùshìfàngjīsù
   성선자극호르몬분비호르몬(Gonadotropin-releasing hormone, GnRH)

2. 卵泡刺激素
   Luǎnpàocìjīsù
   난포자극호르몬(Follicule stimulating hormone, FSH)

3. 黄体生成素
   Huángtǐshēngchéngsù
   황체형성호르몬(Luteinizing hormone, LH)

4. 雌二醇
   Cíèrchún
   에스트로겐(Estradiol, E2)

会话+27

불임증(난임) 2

不 孕症(infertility) 2
Bú yùnzhèng 2

医生: 是 吗? 要 知道 难孕 的 原因, 得 先 要 做 几 个 检查。
Yīshēng: Shì ma? Yào zhīdào nányùn de yuányīn, děi xiān yào zuò jǐ gè jiǎnchá.

女方 要 做 一 个 超声 检查(US), 还 要 检查 宫颈癌、阴道 炎症、激素、血清、输卵管 通畅 等 等。
Nǚfāng yào zuò yí gè chāoshēng jiǎnchá, hái yào jiǎnchá gōngjǐngái, yīndào yánzhèng, jīsù, xuèqīng, shūluǎnguǎn tōngchàng děng děng.

男方 要 检查 精液、血清 等 等。
Nánfāng yào jiǎnchá jīngyè, xuèqīng děng děng.

患者: 好, 听 您 的。
Huànzhě: Hǎo, tīng nín de

의사: 그래요? 난임의 원인을 알기 위해서, 먼저 몇 가지 검사를 해야 합니다.

여성은 초음파검사를 하고, 자궁경부암, 질염, 호르몬, 혈액, 나팔관조형술 등 검사도 해야 합니다.

남성은 정액, 혈액 등의 검사를 해야 합니다.

환자: 네. 그렇게 할게요.

1. 原因 [yuányīn] 명사 원인

2. 女方 [nǚfāng] 명사 여자 쪽

3. 通畅 [tōngchàng] 형용사 막힘이 없다. 잘 통하다. 원활하다.

4. 输卵管 通畅 检查 [shūluǎnguǎn tōngchàng jiǎnchá] (나팔관조형술) (tubal patency test)

5. 男方 [nánfāng] 명사 남자쪽

6. 精液 [jīngyè] 명사 정액

"卵巢储备功能检查"은 가임기 여성에서 난소 예비력을 추정하는 검사입니다.

卵巢储备功能检查
Luǎncháo chúbèi gōngnéng jiǎnchá
항뮬러관호르몬검사(난소나이검사)
(Anti-Mullerian hormone test, AMH)

会话+28

자궁경부암백신(자궁경부암예방백신, HPV백신) 1

宫颈癌 疫苗(HPV疫苗) 1
Gōngjǐngái yìmiáo 1

医生: 你 怎么 了?
Yīshēng: Nǐ zěnme le?

患者: 我 来 打 宫颈癌 疫苗。
Huànzhě: Wǒ lái dǎ gōngjǐngái yìmiáo.

医生: 这 疫苗 是 通过 预防 人乳头瘤 病毒 来 预防 宫颈癌。
Yīshēng: Zhè yìmiáo shì tōngguò yùfáng rénrǔtóuliú bìngdú lái yùfáng gōngjǐngái.

患者: 要 打 几 次?
Huànzhě: Yào dǎ jǐ cì?

의사: 무슨 일 있으세요?

환자: 자궁경부암 예방접종을 하고 싶어서 왔어요.

의사: 이 예방백신은 인유두종바이러스를 예방하는 원리로 자궁경부암을 예방합니다.

환자: 몇 번 맞아야 하나요?

1. 疫苗 [yìmiáo] 명사 백신

2. 宫颈癌 疫苗 [gōngjìngái yìmiáo] 자궁경부암 예방접종

3. 打 [dǎ] 동사 때리다. 치다. 두드리다. (주사)놓다.

4. 预防 [yùfáng] 명사.동사 예방(하다)

5. 人乳头瘤 病毒 [rénrǔtóuliú bìngdú] 인유두종바이러스(Human papilloma virus, HPV)

6. 宫颈癌 [gōngjìngái] 자궁경부암(cercical cancer)

"新冠疫苗 Xīnguān yìmiáo" 코로나백신
新型冠状病毒灭活疫苗(vero细胞) SINOVAC시노백

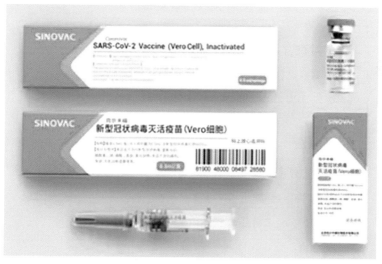

출처: 科兴控股生物技术有限公司

会话+29

자궁경부암백신 (자궁경부암예방백신, HPV백신) 2

宫颈癌 疫苗(HPV疫苗) 2
Gōngjǐngái yìmiáo 2

医生: 要 打 三 次。
Yīshēng: Yào dǎ sān cì.

以前 打 别 的 疫苗, 有 异常 反应 吗?
Yǐqián dǎ bié de yìmiáo, yǒu yìcháng fǎnyìng ma?

对 特异 药物 有 过敏 反应 吗?
Duì tèyì yàowù yǒu guòmǐn fǎnyìng ma?

患者: 没有。
Huànzhě: Méiyǒu.

医生: 好 的, 打针 前 好好 看看 注意 事项。
Yīshēng: Hǎo de, dǎzhēn qián hǎohǎo kànkan zhùyì shìxiàng.

의사: 3회 접종합니다.

전에 다른 예방접종에 이상반응은 있었습니까?

특이약물에 알러지 반응은 있었습니까?

환자: 없었어요.

의사: 네, 예방접종 전에 주의사항을 잘 읽어보십시오.

1. 别的 [bié de] 명사 다른 것, 딴 것

2. 异常 反应 [yìcháng fǎnyìng] 이상반응

3. 过敏 反应 [guòmǐn fǎnyìng] 과민반응

4. 注意 事项 [zhùyì shìxiàng] 주의사항

加卫苗 HPV九价疫苗 Jiāwèimiáo HPV jiǔjià yìmiáo 가다실9가(Gardasil-9)

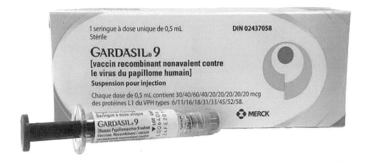

출처: Merck

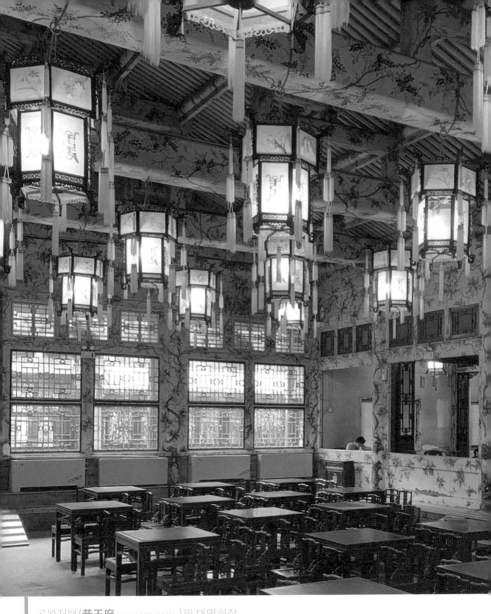

공왕저택(**恭王府** Gongwangfu)의 대연회장

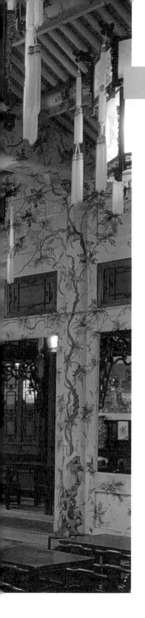

참고문헌

1. 대한산부인과학회. 부인과학. 제5판. 군자출판사; 2015.

2. 대한산부인과학회. 산과학. 제5판. 군자출판사; 2015.

3. 刘兴会、梁志清. 妇产科手册. 北京: 人民卫生出版社; 2016.

4. 马良坤. 备孕怀孕分娩30个关键. 北京: 化学工业出版社; 2021.

5. 万贵平. 妇产科临床处方手册 第5版. 南京: 江苏凤凰科学技术出版社; 2017.

6. 毛悦. 标准汉语会话360句1. 北京: 北京语言大学出版社; 2017.

7. 毛悦. 标准汉语会话360句2. 北京: 北京语言大学出版社; 2018.

8. 毛悦. 标准汉语会话360句3. 北京: 北京语言大学出版社; 2020.

9. 毛悦. 标准汉语会话360句4. 北京: 北京语言大学出版社; 2020.

10. 谢幸、孔北华、段涛. 妇产科学. 第9版. 北京: 人民卫生出版社; 2019.

11. 彼得·杜比莱、卡罗尔·本森、贝丽尔. 妇产科超声诊断图谱. 第3版. 北京: 北京科学技术出版社; 2020.

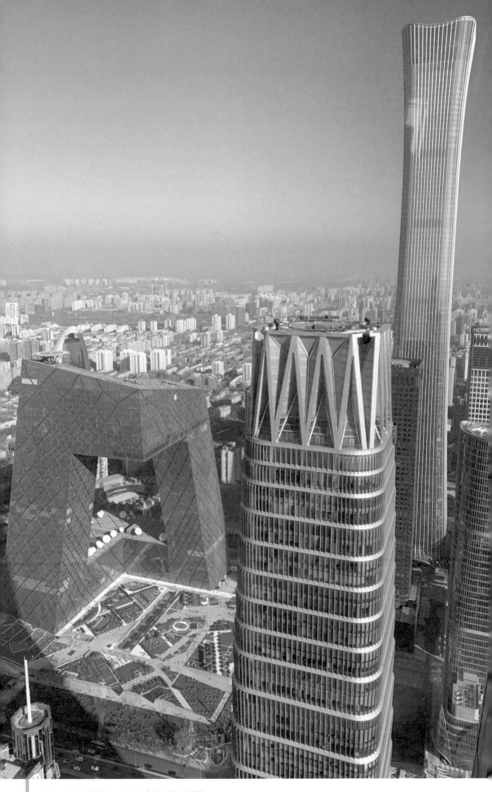

중국 국영 방송국 CCTV (맨좌측건물)

영 문